DER CHIRURGISCHE OPERATIONSSAAL

RATGEBER FÜR DIE VORBEREITUNG CHIRURGISCHER
OPERATIONEN UND DAS INSTRUMENTIEREN

FÜR

SCHWESTERN, ÄRZTE UND STUDIERENDE

VON

FRANZISKA BERTHOLD

VIKTORIASCHWESTER, OPERATIONSSCHWESTER AN
DER CHIRURGISCHEN UNIVERSITÄTSKLINIK BERLIN

MIT EINEM GELEITWORT VON
GEH. MEDIZINALRAT PROF. DR. AUGUST BIER

ZWEITE, VERBESSERTE AUFLAGE

MIT 314 TEXTABBILDUNGEN

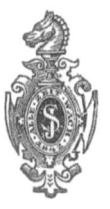 

BERLIN
VERLAG VON JULIUS SPRINGER
1922

ALLE RECHTE, INSBESONDERE DAS DER ÜBERSETZUNG
IN FREMDE SPRACHEN, VORBEHALTEN

ISBN-13: 978-3-642-89271-4   e-ISBN-13: 978-3-642-91127-9
DOI: 10.1007/978-3-642-91127-9

IN TREUER DANKBARKEIT
UNSEREM INNIGVEREHRTEN HERRN
GEHEIMRAT PROFESSOR Dr. BIER
ZU SEINEM 60. GEBURTSTAGE
GEWIDMET

Geleitwort.

Das Buch meiner treuen Mitarbeiterin füllt eine Lücke aus. Die Behandlung der jetzt so teuren Instrumente, die sorgfältige Vorbereitung für Operationen, von denen häufig das Gelingen derselben abhängt, ist meines Wissens noch nirgends eingehend beschrieben. Nicht nur Operationsschwestern, sondern auch alle Ärzte, die auf Instrumente, Verbände usw. angewiesen sind, werden das Buch mit Nutzen lesen. Besonders ist es Ärzten zu empfehlen, die sich eine chirurgische Abteilung einrichten wollen.

Ich wünsche dem Buche eine weite Verbreitung.

Prof. August Bier.

Vorwort zur ersten Auflage.

> Der kennt den Ernst der Arbeit, der im stillen
> Am schweren Werke seine Kräfte maß;
> Der kennt der Arbeit Glück, der um der Arbeit willen
> Den Lohn der Arbeit ganz vergaß.
>
> **Frida Schanz.**

Bei allem, was über Krankenpflege geschrieben wird, vermißt man sehr die Mitteilung von praktischen Erfahrungen alter Berufsschwestern, und doch wäre gerade hier eine schriftliche Niederlegung von in der Praxis gewonnenen und erprobten Tatsachen so außerordentlich am Platze. Denn die Krankenpflege ist ein so unermeßlich großes Gebiet, in das man gar nicht tief genug eindringen kann, das an Wissen und Können so große Anforderungen stellt und, da es sich um Leben und Gesundheit handelt, die höchste Verantwortung in sich trägt.

In den gewöhnlichen Krankenpflegelehrbüchern findet zwar eine Schwester alles, was sie wissen muß, solange sie in der allgemeinen Krankenpflege tätig ist, will sie aber in einem Spezialfach arbeiten, so muß sie sich die Kenntnisse hierfür erst mühsam aneignen. Es ist dann kein Wunder, wenn die richtige Freude an der Tätigkeit fehlt; denn nur mit unendlicher Mühe und Geduld wird sie auch auf diesem Gebiete schließlich das erreichen, was sie werden will: die treue Pflegerin den Kranken, dem Arzt die Helferin. Wird aber einer Schwester die innere Freudigkeit durch Unsicherheit genommen, so ist ihr damit auch eine der wenigen bleibenden Freuden, die überhaupt ein Beruf zu bieten vermag, geraubt.

Diese Gesichtspunkte haben mich zu dem Entschluß gebracht, meine Erfahrungen aus langjähriger Arbeit unter Herrn Geh. Medizinalrat Prof. Dr. Bier in der Chirurgischen Universitätsklinik zu Berlin als kleinen Leitfaden herauszugeben. Dank der vielseitigen Fülle der an dieser Stätte ausgeführten Operationen ist es mir möglich gewesen, nur gut Erprobtes und wirklich Bewährtes zur Darstellung zu bringen. Da unsere Klinik Wert darauf legt, mit einfachen Mitteln und einfachen Methoden zu arbeiten, so habe ich gerade diesen in meiner Schilderung den breitesten Raum gegeben. Dabei habe ich mich bemüht, alles möglichst einfach und bis in alle notwendigen Einzelheiten darzustellen; denn nichts ist für einen Lernenden beengender, als wenn er mit schwer zu verstehenden Begriffen geplagt wird.

So wandere denn, mein Büchlein, in die medizinische Welt, und werde etwas, auch wenn es noch so bescheiden sein mag, zum Wohle leidender Menschen. Gelingt dir das, so werde auch ich innerlich befriedigt sein.

Berlin, Chirurgische Universitätsklinik,
November 1921.

Franziska Berthold,
Viktoriaschwester.

Vorwort zur zweiten Auflage.

Am Inhalt der zweiten Auflage ist wenig geändert worden. Hinzugekommen sind: Die Zubereitung der Vuzin- und Rivanollösungen und die Beschreibung des Thermokauters.

Berlin, August 1922.

Franziska Berthold.

Inhaltsverzeichnis.

                                                                   Seite

I. **Allgemeine Regeln für die Operationsschwester**   1

II. **Aseptik und Antiseptik**   1
    1. Allgemeines   1
    2. Desinfektion der Hände   4

III. **Instrumente zur ersten Hilfeleistung**   6
    1. Blutstillung   6
       Blutleerschlauch, -Binde, -Apparat 7. — Wundversorgung 7.
    2. Instrumente zur Tracheotomie   7
    3. Sauerstoffinhalationsapparat   8
       Transportsauerstoffapparat 9. — Sauerstoffmasken 10.
    4. Magenspülapparat 10

IV. **Behandlung von Instrumenten und Material** 11
    1. Spritzen und Kanülen 11
       Rekordspritzen 11.   Hackenbruchspritzen 11. — Metallspritzen 12. — Spritzen mit auswechselbarem Glaszylinder 12. — Kanülen 12. — Das Kochen der Spritzen und Kanülen 12. — Behandlung infizierter Spritzen 13. — Das sterile Aufbewahren der Spritzen und Kanülen 13. — Wie vermeidet man das Rosten der Kanülen 14. — Das unsterile Aufbewahren der Spritzen und Kanülen 15.
    2. Katheter, Bougies und Zystoskope 15
       Allgemeines über Katheter und Bougies 15. — Das Reinigen der Katheter 16. — Das Sterilisieren der Katheter und Bougies aus Seidengewebe auf physikalischem Wege 16. — Das Sterilisieren der Katheter und Bougies aus Seidengewebe auf chemischem Wege 17. — Aufbewahren der sterilen Katheter und Bougies 18. — Harnröhrenspritze 18.   Harnröhrenbougies 19.   Herstellung der Katgutbougies 19. — Heizbougies 20. — Dilatation der Harnröhre 20. — Vorbereitung zum Katheterisieren und Bougieren 20.   Vorbereitung zum Anästhesieren der Harnröhre 21.   Katheterpurin 22. — Zystoskope 22. — Das Zystoskop und seine Sterilisation 23. — Vorbereitung zum Zystoskopieren 25. — Herstellung der Indigkarminlösung 26. — Röntgenkatheter 27. — Ureterenkatheter 27. — Reinigung und Sterilisation der Ureterenkatheter 27. — Vorbereitung zur Blasenspülung bei Männern und Frauen 28.

	Seite
3. Gummihandschuhe	29

Reinigung der Gummihandschuhe 29. — Das Sterilisieren der Gummihandschuhe 29. — Das Anziehen der Gummihandschuhe 30. — Flicken der Gummihandschuhe 30. — Handschuhe aus Billroth-Batist 30. — Zwirnhandschuhe 30. — Behandlung und Aufbewahrung von Gummigegenständen 30. — Gummidrains 32.

4. Verbandmaterial	32

Wundwatte 32. — Polsterwatte 32. — Zellstoff 32. — Mull 33. — Cambrikstoffe 33. — Stärkegazebinden 33. — Gipsbinden 33. — Das Abnehmen des Gipsverbandes 36. — Vorbereitung zum Gipsverband 36. — Das Sterilisieren der Verbandstoffe 36. — Der Sterilisierapparat 39. — Das Waschen der schmutzigen Verbandstoffe 40. — Vioformgaze 41. — Jodoformgaze 41. — Bellocq-Tampon 41. — Mikulicz-Tampon 42. — Perltücher (Bauchkompressen) 42. — Sand zur Wundbehandlung 42.

5. Nahtmaterial	43

a) Seide 43. — Das Sterilisieren der Seide 43. — Gebrauchsfertige Nähseide für den praktischen Arzt 44. — Gefäßseide, Zwirn 44. — b) Katgut 45. — Schachtelkatgut und seine Behandlung 45. — Katgut auf Zylinder 47. — Katgut auf Knäuel 47. — Die Behandlung eines sterilen Katguttisches 48. — Rohkatgut 49. — c) Silkworm 49. — d) Draht 49. — e) Pferdehaare 49.

6. Skalpelle, Schalen, Bürsten	50

Behandlung der Skalpelle 50. — Behandlung der Schalen 51. — Behandlung der Bürsten 51.

7. Operationswäsche und Gummischürzen	51

Operationswäsche 51. — Mundmasken 52. — Gummischürzen 52.

V. Der Operationssaal und seine Pflege	52
Wie verfährt man mit den eiterbeschmutzten Operationsgegenständen?	53
Die Reinigung des Operationssaales	53
Künstliche Beleuchtung	56
Temperatur	56
Operationstische	56

a) Morgenarbeit im Operationssaal 56. — b) Vorbereitung zur Operation 58. — Vorbereitung der Instrumente 58. — Das Kochen der Instrumente 58. — Nadeln und ihre Behandlung 59. — c) Behandlung der Instrumente nach der Operation 60. — Standgläser für Zangen 61.

VI. Physiologische Kochsalzlösung und Lösungen zur Tiefenantisepsis	62
1. Physiologische Kochsalzlösung	62
Kochsalzapparat	62
Herstellung der physiologischen Kochsalzlösung im Apparat	62
Herstellung der physiologischen Kochsalzlösung im Kolben	63
Komplette Kochsalzflasche	63
zur subkutanen Injektion	65
zur intravenösen Infusion	65
Irrigator zur Kochsalzinfusion	65

	Seite
2. Herstellung von Vuzinlösungen	65
3. Herstellung der Rivanollösungen	66
VII. Örtliche und allgemeine Betäubung	67
1. Lokalanästhesie	67

Anästhesietisch nach Braun 67. — Kokain 67. — Alypin 68. — Novokaintabletten ohne Adrenalin 68. — Herstellung der Novokainlösung aus Tabletten ohne Adrenalin 68. — Adrenalin-Suprarenin 68. — Herstellung der Lösung ans A-Tabletten nach Braun 69. — Gefäße für die Anästhesielösung 69. — Novokainlösung in Ampullen 69. — Vorbereitung für die verschiedenen Anästhesien 70. — Trigeminus-Anästhesie 70. — Plexusanästhesie 70. — Splanchnikus-Anästhesie 70. — Lösung zur Rückenmarks-Anästhesie 70. — Spritzen und Kanülen zur Rückenmarksanästhesie und die Vorbereitung dazu 70. — Lösung zur Venen-Anästhesie 71. — Spritzen und Kanülen zur Venen-Anästhesie und die Vorbereitung dazu 72. — Ischiadikus-Anästhesie 72. — Anästhesie nach Oberst 72. — Blasen-Anästhesie 73. — Harnröhren-Anästhesie 73.

2. Narkose	73

Allgemeines 73. — Äther 73. — Chloroform 74. — Chloräthyl 74. — Masken 74. — Mundsperrer 76. — Zungenzangen 76. — Tropfflaschen 76. — Vorbereitung des Kranken für die Narkose 77. — Beginn der Äthertropfnarkose 78. — Verhalten des Kranken bei Beginn der Narkose 79. — Dosierung 79. — Atmung 79. — Gesichtsfarbe 80. — Puls 80. — Pupillen 80. — Erbrechen 80. — Anwendung des Mundsperrers und Zungenzange 81. — Atem- und Herzstillstand 81. — Rauschnarkose 81. — Narkoseapparate 83. — Überdruckapparate 84.

VIII. Das Instrumentieren während der Operation	84
Allgemeine Ausführungen	84
Art des Instrumentierens	85
Verhalten der Schwester beim Instrumentieren	85
Zurechtlegen der Instrumente für die einzelnen Operationen	87
Das Abdecken der Bauchdecken	88
Das Einfädeln der Nadeln	88
Fadenmaterial zum Unterbinden	88
Das Nähen	88
Bleiplattennaht	92
Mullstreifen mit eingefädelten Nadeln	93
Zählen der Instrumente und Tücher während der Operation	94
Zurechtstellen zum Verband nach Operationen	94
Vorbereitung der Schienenverbände	94
Das Abholen des Operierten aus dem Operationssaal	95
Der Kranke auf dem Operationstisch	95
Lagerungskissen	95
Handtisch	96
Sandsäcke	96
Saugapparat	96
Saugpumpe	97
Regeln für die Operationsschwester nach Beendigung der Operationen	97

Inhaltsverzeichnis.

Seite

IX. Operationen im einzelnen 97
    Einleitung 97
  1. Operation am Großhirn (Trepanation). 98
  2. Operation am Kleinhirn 103
  3. Operation an der Wirbelsäule und am Rückenmark . . . 103
  4. Lumbalpunktion 104
  5. Zungenexstirpation mit vorübergehender (temporärer) Durchtrennung des Unterkiefers 104
  6. Unterkieferresektion 107
  7. Oberkieferresektion 107
  8. Geschwulst der Augenhöhle (Orbitaltumor) 108
  9. Gaumen- und Rachenmandelentfernung 108
10. Mandelabszeß 110
11. Nasenbluten 110
12. Vorbereitung der kleinen Kinder für Hasenscharten- und Gaumenspaltenoperation 111
13. Hasenschartenoperation 111
14. Gaumenspaltenoperation 111
    a) Operation nach v. Langenbeck 111
    b) Operation nach Brophy 113
15. Operation am Kehlkopf und am Schlund (Pharynx- und Larynxoperation) 114
16. Luftröhrenschnitt (Tracheotomie) 115
17. Halsdrüsenexstirpation 117
18. Kropfoperation 117
19. Operation an der Brustdrüse (Amputation der Mamma) . 118
20. Fremdkörper in der Speiseröhre 118
21. Speiseröhrenverengerung (Ösophagusstriktur) 120
22. Resektion des Speiseröhrenkrebses im Brustteil 122
23. Operation am Brustkorb 123
24. Rippenresektion bei Empyem 123
25. Blinddarmoperation (Appendizitis) 125
26. Bauchfellentzündung und Blinddarmabszeß 126
27. Gastroenterostomie 127
28. Magenresektion 127
29. Anlegung einer Magenfistel (Gastrostomie) 128
30. Darmverschluß (Ileus) 128
31. Dickdarmtumoren 128
32. Bauchschüsse, Leber-, Nieren-, Milzzerreißungen durch Unglücksfälle 128
33. Untersuchung des Mastdarms (Rektoskopie) 130
34. Mastdarmoperation (Operation am Rektum) 131
35. Anlegung eines künstlichen Afters (Anus praeternaturalis) 131
36. Mastdarmfistel (Fistula ani) 132
37. Hämorrhoiden 132
37a. Der Platinbrenner oder Thermokauter 133
38. Gallenblasenentfernung (Cholezystektomie) 135
39. Nierenoperationen 136
40. Wanderniere 137
41. Vorbereitung zur Blasenoperation 137
42. Anlegung einer Blasenfistel 138
43. Anlegung einer Blasenschrägfistel 138
44. Harnröhrenzerreißung (Boutonnière) 139
45. Entfernung der Vorsteherdrüse (Prostatektomie) 139

Seite

46. Blasensteine (Entfernung der Steine durch Eröffnung der Blase von den Bauchdecken aus), Sectio alta 140
47. Blasensteinzertrümmerung (Lithotrypsie) 140
48. Blasensteine bei Frauen 141
49. Blasengeschwulst 142
50. Nabelbruch (Hernia umbilicalis) 142
51. Leistenbruch (Hernia inguinalis) 142
52. Schenkelbruch (Hernia cruralis) 142
53. Kinderhernie (Operation nach Kocher) 142
54. Eingeklemmter Bruch (Hernia incarcerata) 143
55. Kryptorchismus 144
56. Wasserbruch (Hydrozele) 144
57. Varikozele 144
58. Leistendrüsenausräumung 144
59. Hüftgelenksresektion 144
60. Oberschenkelamputation 145
61. Kniegelenksresektion 145
62. Kniescheibenbruch 145
63. Habituelle Kniescheibenverrenkung (Patellarluxation)... 145
64. Kniepunktion 145
65. Unterschenkelamputation 147
66. Fußgelenksresektion 147
67. Osteotomie (Durchtrennung des Knochens) 148
68. Tenotomie (Sehnendurchschneidung) 148
69. Krampfaderoperationen (Varizen)............ 148
 a) Exstirpation der Krampfadern 148
 b) Operation nach Babcock 148
 c) Unstechung der Krampfadern 149
70. Exartikulation der Glieder............... 149
71. Ober- und Unterarmamputation 149
72. Ellenbogenresektion 149
73. Ellenbogenbruch (blutige Stellung) 150
74. Knochennaht 150
75. Nekrotomie (Sequestrotomie).............. 150
76. Transplantationen 151
 a) Hautverpflanzung nach Thiersch.......... 151
 b) Hautlappenverpflanzung 151
 c) Verpflanzung von Fett und Faszie 151
 d) Knochenplastik (Knochentransplantation) 151
77. Nervenoperation 152
78. Sehnennaht (Sehnenplastik) 153
79. Operationen der Phlegmonen und der Abszesse, besonders der Panaritien 153
80. Splitterentfernung 153
81. Operationen an den Arterien 153
 a) Gefäßunterbindung................ 153
 b) Gefäßnaht 154
 c) Operation der Aneurysmen 155
 d) Vorbereitung der Gefäßnadeln........... 155

X. Instrumente zum Mitnehmen für Operationen außerhalb der Klinik 157
Instrumente für Magen-, Darm-, Blinddarm-, Gallenblasenoperationen, eingeklemmten Bruch, Abszeßspaltung 157
Das Einpacken der Instrumente ,............. 158

	Seite
XI. Operation im Privathause	159
XII. Für die Praxis des Arztes	160
1. Einrichtung	160
a) Allgemeineinrichtung 161. — b) Instrumente 161. — 1. Für allgemeine Untersuchungszwecke 161. — 2. Für dringliche chirurgische Operationen 162. — 3. Geburtshilfe 163. — 4. Zur Schmerzbetäubung 164. — 5. Für besondere Zwecke 166. — 6. Verbandmaterial 166. — c) Medikamente und Reagenzien 166. — d) Lösungen und Salben zur Wundbehandlung 167.	
2. Vorbereitungen für chirurgische Eingriffe in der Sprechstunde	168
Anhang	171
Rettungskoffer nach Borchardt	171
Alphabetisches Instrumentenverzeichnis	173

I. Allgemeine Regeln für die Operationsschwester.

Wer Operationsschwester werden will, muß sich vorher eine gute Ausbildung in der allgemeinen Krankenpflege erwerben. Unbedingte Zuverlässigkeit und Gewissenhaftigkeit sind Grundbedingungen, peinliche Sauberkeit des eigenen Körpers und des Anzuges, einfache Haartracht, ein freundliches und bescheidenes Wesen ohne Empfindlichkeit gehören ferner zu den Tugenden, die eine gute Operationsschwester auszeichnen sollen. Im Operationssaal kann nicht jedes Wort überlegt werden, und es steht einer Operationsschwester schlecht an, wenn sie durch Gegenrede oder gar durch Tränen ihre Empfindlichkeit zeigt.

Die Operationsschwester hat einen verantwortungsvollen Posten; jeden noch so kleinen Handgriff muß sie vor ihrem Gewissen verantworten können. Nur wenn sie auf der Höhe ihres Wissens und Könnens steht, ist sie imstande, ihren Pflichten zu genügen. Man soll nie glauben, daß man alles kann, sondern sich belehren lassen, denn in der Krankenpflege lernt man nie aus.

Das schwierigste ist das Erlernen des Instrumentierens; es erfordert große Geduld, scharfes Aufpassen, persönliche Gewandtheit und richtiges Anlernen. Schwestern, welche schlecht sehen oder schlecht hören, sollen sich nicht zur Operationsschwester melden. Ein flottes Instrumentieren würden sie sich niemals aneignen. Manche Schwestern lernen das Instrumentieren schnell und leicht, manche lernen es nie. Man nehme es sich aber nicht zu Herzen, wenn einem gesagt wird, man eigne sich nicht zur Operationsschwester. Eine schlechte Instrumentierschwester kann doch eine sehr gute Krankenpflegerin sein.

Denn wie die Operationsschwester alle Gedanken auf ihre Arbeit zu konzentrieren hat, so muß auch die Krankenpflegerin, wenn sie etwas Tüchtiges erreichen will, vollkommen in ihrem Dienst aufgehen.

II. Aseptik und Antiseptik.

1. Allgemeines.

An den Anfang der speziellen Ausführungen setze ich das Kapitel über Asepsis und Antisepsis, weil sich unsere ganze Wundbehandlung auf ihnen aufbaut und weil auch im Leben der

Operationsschwester das Wort „aseptisch und steril" eine besonders große Rolle spielt.

Sepsis heißt ursprünglich Fäulnis. Heute versteht man unter dem Wort „Septisch" alles Eitrige. Eine septische Wunde ist also eine eitrige Wunde. Unter septischer Allgemeinerkrankung versteht man die allgemeine Blutvergiftung mit Eiterungen. Man sagt aber auch, die Hände sind septisch, oder ich bin septisch, wenn die Hände mit eitrigen oder unreinen Stoffen in Berührung gekommen sind. Eitererreger kommen überall vor. Sie leben in der Haut, im Munde, im Darm zu ungezählten Milliarden, auch im Staub, in der Erde, in Kleidungsstücken, kurz allenthalben sind sie zu finden. Zu verwundern ist es daher, daß der Körper nicht dauernd von Eiterungen heimgesucht wird und ihnen zum Opfer fällt. Daß dies nicht geschieht, hat seine Ursache in den Schutzvorrichtungen, welche der lebende Körper besitzt. Den wichtigsten Schutz gewährt zunächst die Oberhaut, welche, solange sie unverletzt ist, fast sämtliche Keime dem Körper fernhält. Ist aber die Oberhaut verletzt, so ist dem Eindringen der Eitererreger Tür und Tor geöffnet. Wenn diese in der überwiegenden Mehrzahl der Fälle örtlich beschränkt bleiben und nicht zur allgemeinen Blutvergiftung führen, so liegt dies an den weiteren starken Schutzmitteln des Körpers. Das Blut enthält Stoffe, welche teils die Eitererreger abtöten, teils ihre Gifte unschädlich machen. Ferner vermögen die weißen Blutkörperchen (Eiterkörperchen) Krankheitskeime in sich aufzunehmen und zu vernichten. So erklärt es sich, daß viele Wunden, trotzdem Eiterkeime hineingelangt sind, gar nicht eitern, oder daß die Eiterungen in der Mehrzahl der Fälle günstig verlaufen.

Das Vorhandensein von Krankheitskeimen (Bakterien) der verschiedensten Arten war schon früher bekannt; so hatte Pasteur gefunden, daß Gärungen und Fäulnis von kleinen Lebewesen hervorgerufen werden. Aber erst die Arbeiten Robert Kochs, die die Wege wiesen, die verschiedenen Bakterien zu trennen, die getrennten Arten zu kultivieren, rein zu züchten und ihre Gestalt, ihren Bau, ihre Lebensbedingungen und Lebensäußerungen festzustellen, erbrachten den Nachweis, daß die verschiedensten Krankheiten stets durch ihre besonderen Erreger hervorgerufen werden.

Nun versuchte man alle diese Bakterien, die überall in der Natur vorkommen und die zum Teil sehr gefährliche Krankheitserreger sind, unschädlich zu machen. Auf diesen neuen Ansichten fußte Lister mit seinem bahnbrechenden Versuch, die Wundeiterungen nach Operationen dadurch zu verhindern, daß er ihre Erreger durch Karbolwasser abzutöten suchte. Die Luftkeime sollten durch einen Karbolspray, die Keime in der Wunde selbst durch Ausspülung mit Karbolwasser vernichtet werden. Die Verbandstoffe und Schwämme wurden mit demselben Mittel getränkt, die Instrumente in demselben aufbewahrt, auch die Hände der Ärzte und des Personals versuchte man mit dem neuen Mittel keimfrei zu machen. Die Erfolge waren ausgezeichnet. Die furchtbaren Wundkrankheiten, denen bisher ein großer Teil der Kranken erlag, waren mit einem Schlage bis auf einen kleinen Bruchteil beseitigt. So bedeutet das Listersche Verfahren der Antisepsis einen Wendepunkt in der Chirurgie. Mit Lister beginnt die moderne Wundbehandlung.

Leider wurden zahlreiche Karbolvergiftungen bei den Kranken und dem Personal beobachtet, so daß man gezwungen war, das Verfahren zu ändern. Zunächst ließ man den Karbolspray weg, die Erfolge blieben dieselben. Dann ersetzte man das Karbol durch essigsaure Tonerde, Jodoform und eine ganze Reihe anderer chemischer Mittel.

Aber alle diese chemischen Mittel schädigten die zarten Gewebszellen der Wunde oft mehr als die Bakterien. Es bedeutete daher einen gewaltigen Schritt vorwärts, als Neuber lehrte, alle chemischen Mittel aus der Wunde fortzulassen und nur dafür zu sorgen, daß keine Bakterien in die Wunde hineingelangen. Das Listersche Verfahren nannte man Antisepsis, weil es die Keime abtöten will. Das Neubersche Vorgehen nennt man Asepsis, weil es ein Operieren ohne Keime zum Ziel hat. Er suchte dies dadurch zu erreichen, daß er alles, was mit der Wunde in Berührung kam, keimfrei machte. Die Instrumente wurden ausgekocht, die Verbandstoffe im strömenden Dampf sterilisiert. Die Hände der Ärzte und Schwestern wurden desinfiziert (siehe Händedesinfektion). Neuber nahm an, daß bei seiner Methode keine Keime in die Wunde gelangen. Das Verfahren der Asepsis wurde durch v. Bergmann und Schimmelbusch weiter ausgebildet. Tatsächlich sind die Erfolge der Asepsis besser als die der Antisepsis. Obwohl wir heutzutage wissen, daß die Haut nicht keimfrei gemacht werden kann und daß jede Wunde Keime enthält, so richten diese doch wenig Schaden an, da sie von den Schutzvorrichtungen des Körpers vernichtet werden.

Insbesondere hat sich immer mehr die Überzeugung Bahn gebrochen, daß nicht die zufällig in der Luft schwebenden und den Gegenständen des täglichen Lebens anhaftenden Bakterien die gefährlichsten sind, sondern diejenigen, welche schon auf dem Menschen gewachsen sind und durch die Hände der Ärzte und Schwestern oder durch Instrumente usw. von Mensch zu Mensch übertragen werden.

Wundspülungen mit chemischen Mitteln sollen nach Möglichkeit nicht mehr gemacht werden, weil sie die Gewebe und den Selbstschutz des Körpers schädigen. Die Asepsis vermeidet deshalb jede Berührung mit der Wunde. Es folgte also auf die Zeit der chemischen, antiseptischen Behandlung der Wunde selbst eine Zeit der physikalischen Behandlung der Wundumgebung und des Materials. Die wichtigen Erfindungen der Sterilisierapparate und Verbandtrommeln nach Schimmelbusch bedeuteten einen großen Fortschritt auf diesem Gebiet.

Wenn wir nun den ganzen Verlauf der Wundbehandlung noch einmal kurz zusammenfassen wollen, so teilen wir ein

1. Die chemische Keimvernichtung (antiseptische Ära),
2. die physikalische Keimvernichtung (aseptische Ära).
    a) in Form von kochendem Wasser (100^0 unter erhöhtem Druck, 110^0);
    b) des strömenden Dampfes (1—2 Atmosphären);
    c) der heißen Luft (trockene Hitze, 200^0).

2. Desinfektion der Hände.

Die chemischen Desinfektionsmittel brauchen wir auch jetzt noch zur Desinfektion der Hände. Diese ist seit Beginn der aseptischen Ära ein so wichtiges Kapitel geworden, daß schon die verschiedensten Desinfektionsmethoden erfunden und empfohlen worden sind. Um Hände und Arme richtig zu desinfizieren, hat uns Fürbringer ein Verfahren gelehrt, das allgemein anerkannt wurde:

1. Seifen und Bürsten 10—15 Minuten mit warmem Wasser, man geht dabei ganz systematisch vor, zuerst die Finger, jeden einzeln von allen Seiten, dann das Innere und die Außenseite der Hand, nachher die Arme bis zum Ellbogen. Inzwischen werden auch die Nägel gut gereinigt und beschnitten; es empfiehlt sich, sie erst zuletzt zu bürsten, da sonst die in Mengen darunter sitzenden Bakterien auf Hände und Arme übertragen werden.
2. Gutes Abtrocknen mit einem sterilen Tuch.
3. Drei Minuten Abreiben der Hände und Arme mit $70^0/_0$igem Spiritus.
4. Drei Minuten Abreiben der Hände und Arme mit einer $1/_2{}^0/_{00}$igen Sublimatlösung.

Diese Methode ist jetzt schon vielfach verlassen, weil die Hände zu sehr angegriffen werden und sie auch zu lange dauert. In unserer Klinik verfahren wir folgendermaßen: Wir waschen und

Desinfektion der Hände.

bürsten unsere Hände und Arme 5 Minuten unter fließendem Wasser mit guter Seife, reinigen und beschneiden währenddessen die Nägel, trocknen gut ab und waschen uns 5 Minuten nach der Sanduhr in 70%igem Spiritus. Dazu nehmen wir aber keine

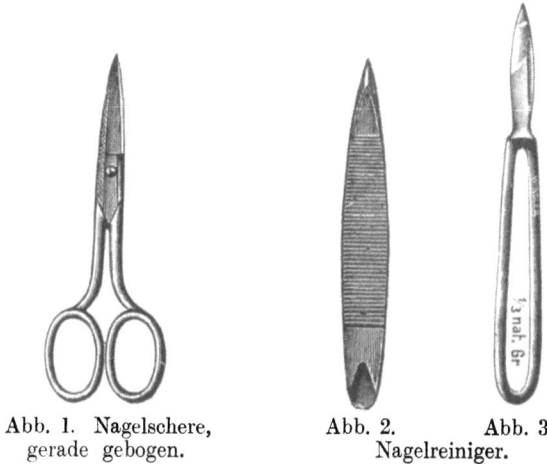

Abb. 1. Nagelschere, gerade gebogen.   Abb. 2.   Abb. 3. Nagelreiniger.

Bürsten, sondern sterile Mullkompressen, um die Hände nicht unnütz zu reizen.

Unsere Hände müssen stets in einem tadellosen Zustande sein,

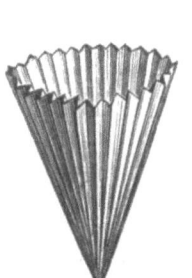
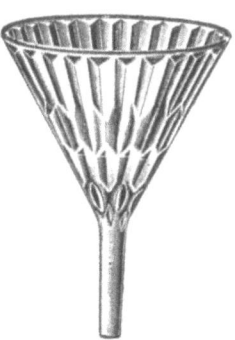

Abb. 4. Filter aus Filtrierpapier.   Abb. 5. Trichter.

sie sind die gefährlichsten Instrumente. Rissige Hände sind eine Folge von mangelhafter Pflege. Wer zu rissigen Händen neigt, tut gut, nach dem Waschen auf den feuchten Händen, die mit einem leichten Schaum von guter Seife bedeckt sind, etwas Glyzerin zu verreiben und dann die Hände gut abzutrocknen. Zweckmäßig ist es auch, während der Nacht über die mit Glyzerin oder Salbe eingeriebenen Hände Handschuhe zu ziehen. Eine gute Hautsalbe erhält man nach folgender Zusammenstellung:

> Rp. Tinct. benz. 7,5
> Zinc. oxydat.
> Ungt. len. āā 3,0
> Ungt. moll. ad. 100,0.

Hat die Operationsschwester eine Wunde oder gar eine eiternde Wunde an den Händen, so muß sie es sofort dem Arzt melden. Es besteht die Gefahr, daß hierdurch eine Infektion auf die Kranken übertragen wird. Noch lange Zeit nach der Abheilung ist die Gefahr nicht erloschen.

Nagelreiniger, Nagelscheren usw. werden täglich gekocht und in eine Schale mit desinfizierender Flüssigkeit gelegt.

Alkohol, den man zum Desinfizieren der Hände benutzt hat, muß filtriert werden. Auf eine große Flasche kommt ein Glastrichter mit Filter aus doppelten Filtrierpapier, welches fächerförmig zusammengefaltet wird (Abb. 4 und 5). Es empfiehlt sich, zur besseren Klärung des Alkohols in den Filter einen Bausch guter weißer Watte zu legen.

Nachlässige Durchführung der Asepsis kann unendlichen Schaden anrichten. Die Operationsschwester kann deshalb nicht gewissenhaft genug in der Pflege der Asepsis sein.

III. Instrumente zur ersten Hilfeleistung.
1. Blutstillung und Blutleerschlauch.

Im Operationssaal soll so wenig wie möglich stehen, doch müssen wichtige Sachen sofort zur Hand sein, so vor allen Dingen

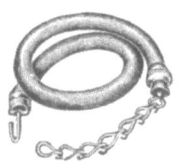
Abb. 6. Schlauch nach v. Esmarch.

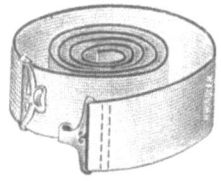
Abb. 7. Binde nach v. Esmarch.

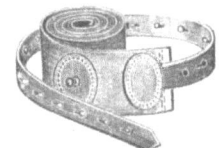
Abb. 8. Militärmodell.

Instrumente zur Blutstillung und Gefäßversorgung. Die Sorge für Blutstillung ist unter allen Umständen die erste, die dem Verwundeten erwiesen werden muß.

Blutleerschlauch und Binde. Bei einer größeren Blutung wird an dem verwundeten Glied zuerst Blutleere gemacht. Für den Oberschenkel ist ein $1^1/_4$—$1^1/_2$ Meter langer, mittelfingerstarker, haltbarer Gummischlauch notwendig. Der Esmarchsche Blutleerschlauch hat eine Kette und Haken zum Befestigen, der einfache Gummischlauch wird doppelt geknotet, oder es wird hinter den einfachen Knoten eine stumpfe Klemme gesetzt.

Für den Oberarm ist am zweckmäßigsten die gewöhnliche Gummibinde nach Martin oder die Esmarchsche Binde. Bei hochsitzenden Gefäßverletzungen am Bein und am Arm wird zum Festhalten des Schlauches der Spieß nach Trendelenburg (siehe S. 146), bei größeren Blutungen in der Leistenbeuge der Momburgsche Blutleerschlauch angewandt. Letzterer muß $2-2^1/_2$ Meter lang sein, weil er einige Male um den Bauch herumgeschlungen wird.

Blutleerapparate. Es gibt für Bein und Arm auch Ersatzapparate für Gummischläuche und Binden. Der Blutleerapparat nach Sehrt hat mit Gummi bezogene Metallbranchen von der Form des Gliedes. Es empfiehlt sich, vor Anlegung eines solchen Apparates das Glied mit etwas Watte zu umwickeln, weil sonst die Haut gequetscht werden kann.

Wundversorgung. Instrumente zur Wundversorgung und Gefäßunterbindung müssen stets steril gehalten werden. Dazu gehören: einige Messer, einige Arterienklemmen, zwei Deschampsche Nadeln, zwei chirurgische und zwei anatomische Pinzetten, zwei Scheren, zwei scharfe und zwei stumpfe Haken, Nadelhalter, Nadeln im gelochten Kästchen (s. S. 59), Katgut und Seide, eine Kornzange. Alles zusammen wird in ein steriles Tuch oder in eine sterile Schale gelegt und gut zugedeckt, auf das sterile Tuch, aber so, daß sie noch steril mit zugedeckt wird, legt man eine Kornzange, mit der man sich die sterilen Instrumente herausnehmen kann, (Gefäßnaht, siehe S. 154.)

Die Instrumente müssen, auch wenn sie nicht gebraucht worden sind, täglich frisch gekocht werden. (Abbildungen der Instrumente siehe Kapitel 7.)

2. Instrumente zur Tracheotomie.

Diese sollen in jeder Klinik bereitstehen. Sie werden am besten genau geordnet in ein kleines Sieb gelegt, so daß alles gut übersichtlich ist. Dazu sind nötig: ungefähr sechs Arterienklemmen, zwei chirurgische und zwei anatomische Pinzetten, zwei vierzinkige scharfe Haken, zwei abgebogene stumpfe Haken nach Luer, zwei einzinkige, scharfe Häkchen, Trachealkanülen nach Luer für Erwachsene und für Kinder, Nadeln in einem durchlöcherten Kästchen, Nadelhalter, einige Skalpelle

8 Instrumente zur ersten Hilfeleistung.

— die Schneide mit Gaze umwickelt —, Katgut, Seide, Kanülenband, Verbandstoffe, sterile Gummihandschuhe, lange Federn zum Reinigen der Kanüle, ein Gummikatheter, der durch die Kanülen hindurchgeht zum Ansaugen, eine Spritze, deren Ansatz auf den Katheter paßt. Alles zusammen packt man gut steril ein. Da sich die Federn nicht so sicher sterilisieren lassen, daß man sie zu den einwandfrei sterilisierten Instrumenten legen kann, so werden sie gesondert in ein steriles Tuch eingewickelt und mit dem Ganzen eingepackt.

An das fertige Tracheotomiebesteck kommt ein Zettel mit entsprechender Aufschrift, und es muß so aufbewahrt werden, daß es zu jeder Zeit leicht erreichbar ist.

(Die genaue Beschreibung s. Operationen im einzelnen, Nr. 16.)

3. Sauerstoffinhalationsapparat[1]).

Von großer Wichtigkeit ist der Sauerstoffinhalationsapparat unter der Voraussetzung, daß derselbe stets gebrauchsfertig und

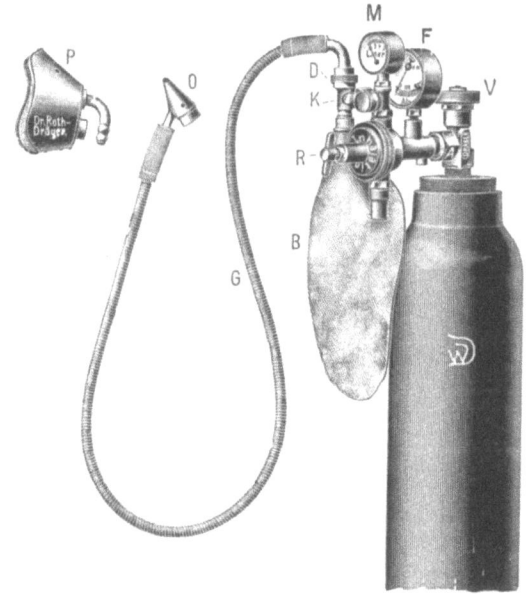

Abb. 9. Sauerstoffapparat.

---

[1]) Die bekannteste Firma zum Bezuge der Sauerstoffinhalationsapparate ist das Drägerwerk Lübeck, welches auch die bekannten Roth-Drägerschen Mischnarkose-Apparate herstellt.

allen zugänglich ist. Mit seiner Bedienung muß das gesamte Personal des Operationssaales Bescheid wissen. Der Sauerstoffinhalationsapparat besteht aus dem Sauerstoffzylinder, dem Druckreduzierventil mit den Manometern, dem Schlauch und der Maske. Der in dem Sauerstoffzylinder unter 150 Atmosphären eingeschlossene Sauerstoff wird mit Hilfe des Druckreduzierventiles auf einen niedrigen Betriebsdruck von etwa 1 Atmosphäre herabgemindert. Unter diesem Druck tritt der Sauerstoff je nach der

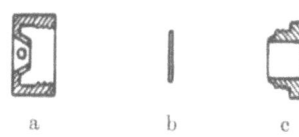

Abb. 10. Einzelteile des Atmungsventils.

Einregulierung der Regulierschraube R in der für die Inhalation ausreichenden Menge bis zu 10 Litern pro Minute aus und füllt zunächst den Sparbeutel B. Aus dem Sparbeutel B atmet der Kranke den Sauerstoff durch Schlauch G und Mundstück O oder Maske P ein. Die Ausatmungsluft kann nicht in den Sparbeutel B zurücktreten, da ein Rückschlagventil im Sparapparat D den Weg verschließt; sie entweicht durch das Ausatmungsventil der Maske.

Es ist daher besonders darauf zu achten, daß das Atmungsventil a—c nicht verklebt ist, sondern daß das Glimmerblättchen des Atmungsventils sich leicht bewegt. Das Atmungsventil kann, wenn nötig, abgeschraubt und das Glimmerblättchen erneuert werden. Abb. 10 zeigt die Einzelteile des

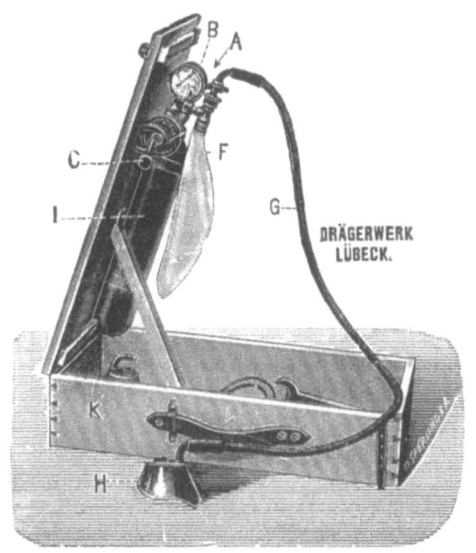

Abb. 11. Transportsauerstoffapparat.

Atmungsventils. Es sind: a der Ventilkrater, b das Glimmerblättchen, c der Ventildeckel.

Das Druckreduzierventil besitzt 2 Manometer. Den Inhalt des Sauerstoffzylinders kontrolliert man am Finimeter F. Das Finimeter ist das Fenster in dem Sauerstoffzylinder; es ermöglicht eine Kontrolle über die vorrätige Sauerstoffmenge. Das Manometer M zeigt den Literdurchgang des Sauerstoffes pro Minute an. Das Manometer steht mit der Regulierschraube R in Verbindung. Durch Hineinschrauben der Regulierschraube geht mehr Sauerstoff pro Minute, durch Herausschrauben der Regulierschraube geht weniger durch. Man achte darauf, daß, bevor das Verschlußventil V des Sauerstoffzylinders geöffnet wird, die Regulierschraube R soweit wie möglich herausgeschraubt wird, damit der Zeiger des Manometers M nicht plötzlich anspringt, sondern allmählich, indem man die Regulierschraube wieder hineinschraubt, ansteigt. Der kleine Hahn K über der Regulierschraube dient zur momentanen Abstellung des Sauerstoffdurchganges.

Wenn wir noch einmal kurz zusammenfassen, so würde der Sauerstoffapparat in folgender Weise bedient werden müssen: 1. Die Flügelschraube R vorn am Apparat wird herausgeschraubt, 2. die Bombe geöffnet, 3. die Flügelschraube R soweit hineingeschraubt, bis der Zeiger des Manometers M die Literzahl angibt, die im Einzelfalle gegeben werden soll, 4. die Schraube K geöffnet, die zum An- und Abstellen des Apparates dient. Nach dem Gebrauch versäume man nicht, die Bombe zu schließen.

Ein kleiner Transportsauerstoffapparat, der an außerhalb gelegene Unglücksstätten leicht mitgenommen werden kann, soll in jeder größeren Klinik vorhanden sein.

Sauerstoffmasken sind in der Regel ganz aus Metall, damit sie ausgekocht werden können; vor dem Auskochen muß das Atmungsventil abgeschraubt werden. Haben die Masken eine Gummipolsterung, so muß dieselbe nach jedem Gebrauch mit verdünntem Lysolwasser abgerieben und dann mit Paraffin. liquidum leicht eingefettet werden.

4. Magenspülung.

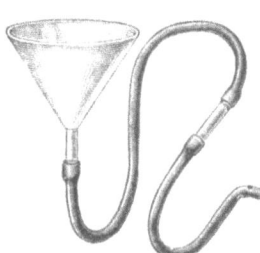

Abb. 12. Trichter mit Schlauch und Sonde zur Magenspülung.

Da oft plötzliche Vergiftungsfälle in die Klinik eingeliefert werden, so muß zur Magenspülung stets bereit sein: ein großer Glastrichter, daran ein guter Gummischlauch mit Glasverbindungsstück zur Sonde, eine Kanne für warmes Wasser, ein Eimer, ein Brechbecken und ein Stück Gummituch, welches dem Kranken vorgelegt wird.

IV. Behandlung von Instrumenten und Material.
1. Spritzen und Kanülen.

Die Behandlung von Spritzen und Kanülen ist in jeder Klinik ein wunder Punkt, der Ärzte und Schwestern schon häufig fast zur Verzweiflung gebracht hat.

Bei der Anschaffung von Spritzen ist darauf zu achten, daß sie gut auseinanderzunehmen sind, damit sie ausgekocht werden

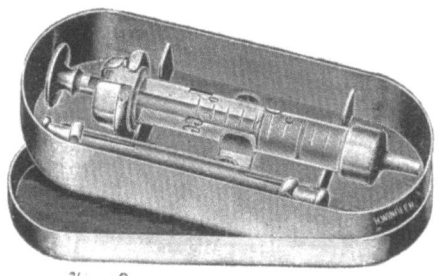

Abb. 13. Rekordspritze.
1—2—5—10—20 ccm Inhalt.

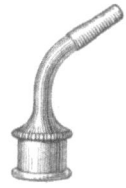

Abb. 14. Knieförmiges Ansatzstück, auf jede Rekordspritze passend, zur Lokalanästhesie.

können. Spritzen mit Asbeststempel oder Hartgummispritzen lassen sich nicht auskochen, man soll sie deshalb aus der Praxis entfernen.

Die im Gebrauch befindlichen Spritzen sind ganz aus Metall, aus Glas, solche aus Glas mit Asbeststempel, mit Metallstempel Rekordspritze). Die letzteren haben sich wohl überall gut bewährt.

Hackenbruchspritzen. Hackenbruch hat solche mit schrägem Ansatz angegeben, welche aber nur zur Lokalanästhesie verwendet werden können. Wer sich eine Hackenbruchspritze nicht anschaffen will, aber doch an den schrägen Ansatz gewöhnt ist, nimmt dazu ein kleines, knieförmiges Zwischenstück (Abb. 14), welches sehr gut auf den Konus der Rekord-

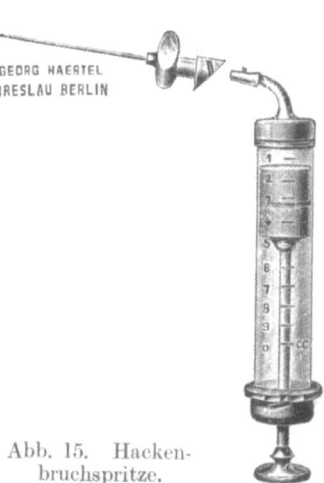

Abb. 15. Hackenbruchspritze.

spritze passen muß. Dadurch wird auch ein Fehler der Hackenbruchspritze ausgeglichen, der darin besteht, daß die Kanülen sehr häufig nicht auf die Spritze passen.

Metallspritzen. Metallspritzen haben den Vorteil, daß sie nicht zerbrechen, was bei den hohen Reparaturkosten sehr oft ausschlaggebend ist. Sie haben auch ihre Nachteile. Der Hauptnachteil ist, daß man nicht sieht, wie die Lösung aussieht, die eingespritzt wird. Ist die Spritze im geringsten verunreinigt, so teilt sich das sofort der Lösung mit. Man spritzt sie dann wieder aus, was bei der Metallspritze, wo diese Kontrolle fehlt, fortfällt. Vor jedem Gebrauch muß sie auseinandergenommen, von innen mit einem sterilen Tupfer und einer Pinzette gut ausgerieben und mit Kochsalzlösung durchgespritzt werden. In den Fugen der Metallspritze setzt sich besonders leicht Soda und Rost fest.

Spritzen mit auswechselbarem Glaszylinder. Sie eignen sich sehr gut für einen kleinen Betrieb. Für einen großen Betrieb, wo dauernd Spritzen zerbrechen, aber nur dann, wenn die eingesetzten Glaszylinder vollkommen dicht abschließen und wenn sie in ihrer Ausführung tadellos funktionieren.

Hohlnadeln oder Kanülen für Spritzen sind aus Stahl oder Platiniridium hergestellt. Man unterscheidet Morphium-, Kampfer-, Punktionskanülen und Kanülen zur Lokalanästhesie. Die Kanülen sind in der Regel fest in ihrem Ansatz eingefügt, doch gibt es auch solche zum Einschrauben, welche letztere aber hauptsächlich nur für den Zahnarzt in Frage kommen. Kanülen für die Morphiuminjektion sind fein und kurz, für Kampfer sind sie etwas länger und stärker, Punktionskanülen zum Aussaugen von Eiter usw. sind 4—8 cm lang und verschieden stark, man wählt sie entsprechend dem jeweilig erwarteten Punktat aus.

Die Kanülen zur Lokalanästhesie müssen von diesen vollkommen gesondert bleiben. Für den ersten Einstich in die Haut, bei Lokalanästhesie, nimmt man eine kurze, sehr feine Kanüle, die sog. Quaddelnadel; die für die Tiefe sind 3—5 und 6—8 cm lang. Sie dürfen nicht zu stark, auch nicht zu fein und biegsam sein. Ganz besonders ist auch auf die Spitze zu achten; sie muß kurz abgeschliffen, tadellos spitz sein und keine Spur von Rost haben.

Das Kochen der Spritzen und Kanülen. Zum Kochen der Spritzen und Kanülen benutzt man am besten einen kleinen Emailletopf mit Einsatz, oder einen kleinen, eigens hierfür angefertigten Kocher (Abb. 16). Wenn es irgend geht, vermeide man das Mitkochen mit Metall-

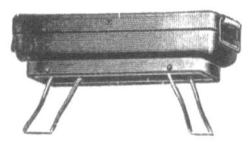

Abb. 16. Spritzenkocher.

instrumenten, weil die Spritzen zu leicht zerbrechen. Sie werden zum Kochen auseinandergenommen und mit kaltem Wasser angesetzt. Der Glaszylinder wird in Gaze oder noch besser in Zeitungpapier eingewickelt. Spritzen und Kanülen zur Lokalanästhesie werden ohne Soda gekocht, auf alle Fälle aber werden alle Spritzen und Kanülen vor dem Gebrauch mit physiologischer Kochsalzlösung durchgespritzt. Spritzen, die sich nicht auseinander nehmen lassen, werden zur Hälfte mit Wasser aufgezogen und der Kolben zurückgezogen, damit der Dampf sich ausdehnen kann. So können sie gekocht werden, ohne daß sie platzen. Spritzen müssen stets abgekühlt sein, bevor sie zusammengesetzt werden. Gewaltsamer Versuch führt zu einem Zerspringen des Glaszylinders.

Infizierte Spritzen. Spritzen mit Lederstempel, welche sich gar nicht kochen lassen, legt man einige Stunden in 3%iges Karbolwasser und dann in 70%igen Alkohol; solche, die mit Eiter beschmutzt sind, werden vor dem Kochen etwa eine Stunde in 3%iges Karbolwasser gelegt.

Kanülen kocht man, wenn es irgend geht, ohne Mandrins und zieht diese dann steril ein.

Wegen des häufigen Zerspringens der Spritzen beim Kochen genügt es, Spritzen, welche nicht mit infektiösem Material in Berührung gekommen sind, einige Stunden in 3%igem Karbolwasser liegen zu lassen, mit Kochsalzlösung gut durchzuspritzen und sie dann in 70%igem Spiritus aufzubewahren.

Spritzen, welche zur Blutentnahme benutzt worden sind, müssen sofort auseinander genommen werden, weil der Kolben sonst festtrocknet. Ist es doch geschehen, so nützt mitunter ein Hineinlegen der Spritze in Äther oder in Wasser, dem man reichlich 3%ige Wasserstoffsuperoxydlösung zusetzt, oder wenn man an dem Stempel entlang von oben her Chloräthyl in die Spritze spritzt. Nach kurzer Zeit ist dann fast immer der Stempel gelöst.

Das sterile Aufbewahren der Spritzen und Kanülen. Spritzen und Kanülen werden getrennt in absolutem Alkohol aufbewahrt. Am besten eignen sich dazu weiße Emaillekästen, die man auskochen kann. Glaskästen sehen zwar schöner aus, vertragen aber das Auskochen nicht. Es empfiehlt sich, auf den Boden der Kästen eine sterile Mullkompresse zu legen. Spritzen und Kanülen liegen dann sicherer und stoßen nicht aneinander. Sie müssen vor dem Gebrauch gut durchprobiert werden. Die Kanülen müssen durchgängig sein, auch darf zwischen Spritzenkonus und Kanüle keine Flüssigkeit herauslaufen.

Werden in der Sprechstunde Spritzen und Kanülen gebraucht, so werden die Spritzen in einem entsprechend großen Glas- oder

Emaillekasten in 80%igen Spiritus aufbewahrt. An Stelle des teuren Spiritus kann eine 3%ige Lysoformseifenlösung genommen werden, doch müssen die Spritzen vor dem Gebrauch mit Kochsalzlösung oder Aqu. dest. durchgespritzt werden.

Falls es sich in der Mehrzahl um kurze Kanülen handelt, so wählt man für diese kleine Petrischalen, in die man Seifenspiritus gießt. Eine kleine Mullkompresse, welche den Boden der Petrischalen bedeckt, dient als Schutz für die Kanülen. Eine zweite Petrischale mit 3%iger Lysollösung dient zur Aufnahme für gebrauchte Kanülen. Beide Petrischalen erhalten durch ein kleines Etikett entsprechende Aufschrift wie: „Sterile Kanülen", „für gebrauchte Kanülen".

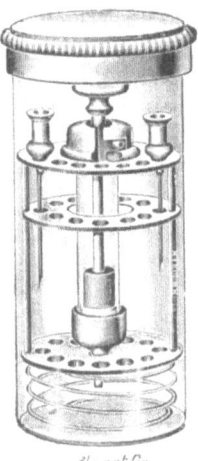

Abb. 17. Spritze „Record" mit 2 Platin-Iridiumkanülen, im Glasbehälter, nach Holdheim.

In einem wasserdicht verschraubbaren Glasbehälter ist ein zur Aufnahme von Spritze und Kanülen dienendes Gestell eingepaßt, unter letzterem findet sich eine Spiralfeder angeordnet, die bei geschlossenem Behälter das Gestell und mit ihm Spritze und Kanülen gegen den Deckel drückt und ihnen so beim Transport eine sichere Lage und Schutz vor Beschädigungen gewährt, im Gebrauchsfalle aber das Gestell so weit aus dem Behälter emporhebt, daß Spritze und Kanülen bequem entnommen werden können. Der Glasbehälter ist mit absolutem Alkohol (99% Alkohol) zu füllen, so daß, in dieser Flüssigkeit befindlich, die Spritze stets steril zum Gebrauch zur Verfügung steht.

Wie vermeidet man das Rosten der Kanülen? Das Rosten der Kanülen läßt sich nicht vermeiden, auch nicht, wenn sie in steriles Glyzerin oder in flüssiges Paraffin gelegt werden. Man müßte sich dann schon Platiniridiumkanülen anschaffen. Diese sind zwar sehr teuer, aber etwas Teures, das wirklich gut ist, hat sich immer bezahlt gemacht. Man denke an die vielen Reparaturen, welche bei Platiniridiumkanülen wegfallen. In einem großen Betrieb, wo sehr viele Kanülen gebraucht werden, kann man sich allerdings solche Kanülen nicht leisten.

Wir haben gefunden, daß sich gut vernickelte Kanülen in Seifenspiritus ziemlich lange rostfrei halten. Schlecht vernickelte Kanülen haben einen bläulichen Glanz; darauf ist beim Einkauf zu achten.

Das Aufbewahren der Spritzen und Kanülen. Sollen Spritzen und Kanülen nach dem Gebrauch in den Schrank zurückgelegt werden, so müssen sie gekocht und mit absolutem Alkohol durchgespritzt werden. Die Spritzen werden gut ausgetrocknet und die Stempel mit etwas flüssigem Paraffin oder Glyzerin eingefettet, damit sie nicht festtrocknen. Die Kanülen werden erst mit einem Gebläse getrocknet, ehe die etwas eingefetteten Mandrins eingezogen werden. In feuchten Kanülen rosten die Drähtchen sehr leicht fest.

2. Katheter, Bougies und Zystoskope.

Das Instrumentarium der urologischen Praxis ist sehr groß. Wir Operationsschwestern brauchen uns nicht alle Katheter- und Bougiesorten zu merken, aber diejenigen, die in der Klinik

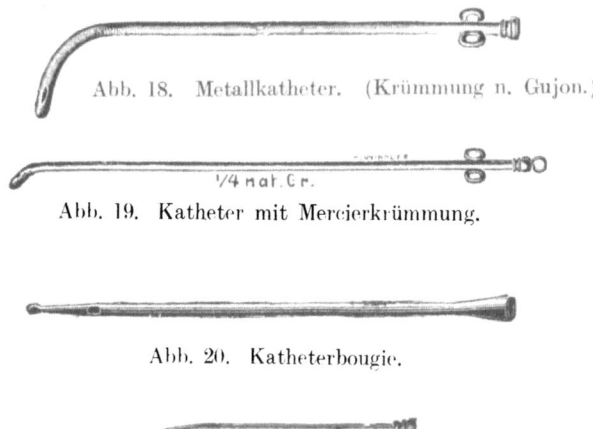

Abb. 18. Metallkatheter. (Krümmung n. Gujon.)

Abb. 19. Katheter mit Mercierkrümmung.

Abb. 20. Katheterbougie.

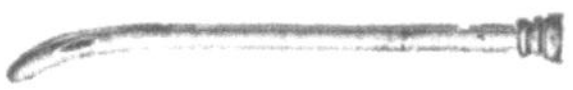

Abb. 21. Katheter für die weibliche Harnröhre.

Am Katheter unterscheidet man Pavillon, Schaft und Fenster.

benutzt werden, müssen stets in einem tadellosen Zustand gehalten werden. Im Operationssaal sollen immer einige sterile Katheter und Bougies bereit liegen.

a) Katheter und Bougies. Der Form nach unterscheidet man Katheter für die männliche und für die weibliche Harnröhre. Für die weibliche Harnröhre sind die Katheter kurz und leicht gebogen, für die männliche lang, mit mehr oder weniger stärkeren Krümmungen.

Die Katheter werden angefertigt aus Metall (Neusilber), Gummi, Seidengespinnst und Glas, letztere nur für die weibliche Harnröhre.

Katheter gibt es in allen Stärken.

Bougies werden bei Verengerungen (Strikturen) der Harnröhre angewandt. Sie sind aus demselben Material angefertigt wie Katheter und haben wie diese verschiedene Formen. Bougies gibt es ebenfalls in allen Stärken.

Für die weibliche Harnröhre sind die Bougies kurz und aus fester Masse (Metall oder Hartgummi), sie müssen satzweise vorrätig sein (s. Blasenoperation S. 139).

Elastische Katheter und Bougies aus Seidengewebe dürfen im äußeren Lacküberzug nicht klebrig, sondern müssen vollkommen glatt, glänzend und frei von Rissen und Sprüngen sein. Die Katheter müssen, wenn man sie langsam um die Hand wickelt, ohne Knicke oder Risse bleiben. Katheter aus Seidengewebe dürfen nicht zu weich sein, weil sie sich sonst beim Gebrauche verbiegen.

Gummikatheter sollen gleichmäßig weich sein. Man darf beim Zusammendrücken keine harten Stellen fühlen, da an solchen der Katheter leicht bricht. (Siehe Behandlung von Gummigegenständen.)

Das Reinigen der Katheter. Die Katheter müssen mit der größten Gewissenhaftigkeit gereinigt und sterilisiert werden.

Gebrauchte Katheter werden unter fließendem Wasser gut abgeseift und solange durchgespült, bis das Wasser klar durchfließt. Dünne Katheter werden mit einer Spritze durchgespritzt, oder wenn sie ganz fein sind, wird auf die Spritze eine Kanüle gesetzt und der Katheter damit durchgespritzt; dies ist notwendig, weil sich sonst sehr leicht Blutgerinnsel im Katheter festsetzen.

Metall- und Gummikatheter werden nach der Reinigung gekocht.

Das Sterilisieren der Katheter und Bougies aus Seidengewebe auf physikalischem Wege. Für Katheter und Bougies aus Seidengewebe gibt es zwei Desinfektionsmethoden.

1. Die physikalische: strömender Dampf und kochendes Wasser.
2. Die chemische: Sublimatglyzerinlösung, Formalindämpfe.

1. Physikalische Methode. Katheter und Bougies aus Seidengewebe können im Wasser ohne Soda durch 5 Minuten langes Kochen oder im Dampfsterilisator in einer halben Stunde keimfrei gemacht werden; oder sie werden in einer gesättigten Ammonium sulfuricum-Lösung gekocht, d. h. dem reinen Wasser wird soviel Ammonium sulfuricum-Salz zugesetzt, bis es sich im Wasser nicht mehr löst. Das Wasser muß man, bevor die Katheter oder Bougies hineingelegt und zum Kochen gebracht werden, filtrieren, damit es auch von den kleinsten Partikelchen frei ist.

Im Dampfsterilisator müssen sie einzeln verpackt werden, am besten in Filtrierpapier, weil sie sonst zusammenkleben; auch gibt es dazu besondere Kästen (Abb. 22). Bougies mit Lacküberzug dürfen weder gekocht, noch im Dampf sterilisiert werden, weil man sie dadurch vollkommen zerstört; für sie bleibt nur die chemische Sterilisation.

Auch gibt es eigene Katheter-Sterilisierapparate, doch sind sie nicht unbedingt erforderlich (siehe Katalog Windler).

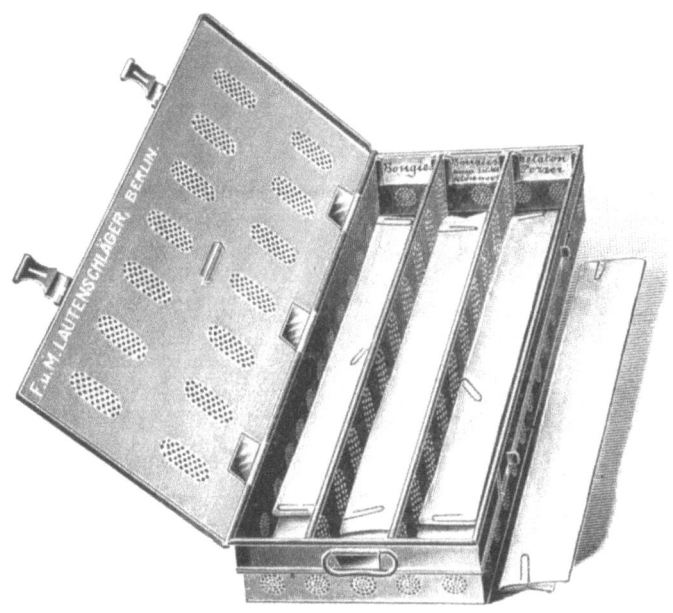

Abb. 22. Sterilisierkasten nach Friedrich.

Die Sterilisation der Katheter und Bougies aus Seidengeweben auf chemischem Wege. Wenn auch die physikalische Methode die sicherste und schnellste ist, so sind die Katheter doch sehr bald weich, rauh und rissig und infolgedessen nicht mehr zu gebrauchen.

Deswegen ist die chemische Desinfektion vorzuziehen. Man geht wie folgt vor:

Katheter und Bougies aus Seidengewebe werden nach guter Reinigung eine Stunde in lange Emaillekästen (Abb. 23) in 1 $^0/_{00}$ ige Sublimatlösung gelegt, dem etwa $^1/_3$ Glyzerin hinzugesetzt wird, um das Sprödewerden zu vermeiden. Werden Katheter schnell gebraucht und sie sind nicht steril, so werden sie 5 Minuten in Sublimatlösung abgerieben. In Blasenabteilungen können die Katheter und Bougies während des ganzen Tages in der Sublimat-Glyzerinlösung liegen bleiben, ohne daß sie davon schadhaft werden.

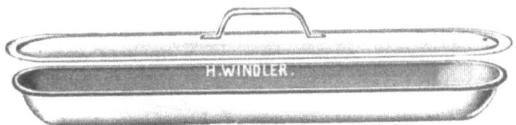

Abb. 23. Katheterschale. $1/2$ nat. Größe.

Doch ist es zweckmäßig, sie abends herauszunehmen und sie trocknen zu lassen. (Katheter und Bougies auf diese Weise behandelt, halten sich jahrelang.)

Aufbewahren der sterilen Katheter und Bougies. Nach der Sterilisation werden sie am zweckmäßigsten in sterilen Tüchern aufbewahrt, jede Sorte für sich und mit entsprechender Aufschrift versehen. Auch benutzt man zu ihrer Aufbewahrung hohe Standgläser und auch solche mit gelochter Metallplatte zum Einhängen derselben. Die Gläser müssen vorher sterilisiert werden, entweder durch Auskochen, was sie in der Regel schlecht vertragen, oder im Heißluft- oder Dampfsterilisator, oder indem man sie mit $3^0/_0$igem Karbolwasser oder mit $1^0/_{00}$iger Sublimatlösung füllt und eine Stunde damit stehen läßt. Die sterilen Katheter und Bougies können trocken darin aufgehoben werden, oder sie werden in $1^0/_{00}$ige Sublimat-Glyzerinlösung gehängt, und zwar so weit, daß die hängenden oder stehenden Instrumente vollständig untergetaucht sind. Die Flüssigkeit kann bis zum Trübewerden gebraucht werden.

Da die Katheter durch ständiges Aufbewahren in einer beliebigen Lösung sehr bald angegriffen werden, so bleibt die alte, einfache Sterilisation durch Sublimat-Glyzerin die empfehlenswerteste. Auch die Sterilisation durch Formalindämpfe mittels Tabletten, die auf den Boden der Gläser gelegt werden und Gase entwickeln, welche alle Keime in kurzer Zeit abtöten, ruinieren die Katheter und Bougies sehr.

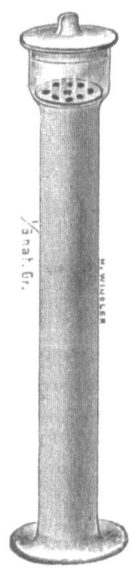

Abb. 24. Standglas für Katheter und Bougies.

Die Harnröhrenspritze (Abb. 25) wird in Sublimat-Glyzerin sterilisiert. Wird sie viel gebraucht, so kann sie in der Lösung liegen bleiben. Auf alle Fälle aber ist

Katheter, Bougies und Zystoskope.

es zweckmäßig, die Spritze stets mit Sublimatlösung aufgezogen zu halten, weil der Stempel im trockenen Zustande spröde wird. Zieht die Spritze nicht mehr, so muß sie in warmes Lysolwasser gelegt werden. Nach einiger Zeit ist sie wieder in Ordnung.

Harnröhrenbougies. Die Harnröhrenverengerung (Striktur) wird mit Bougieren und Dehnen behandelt; dazu gibt es:

1. Bougies (wie bereits schon erwähnt) und 2. Dilatatoren.

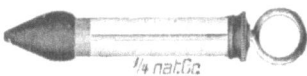

Abb. 25. Harnröhrenspritze.

1. **Bougies.** Es gibt Metall-, elastische und fadenförmige Bougies. Ihre Stärke, sowie die der Katheter, wird nach der Skala von Charrière bestimmt (Abb. 26).

Für ganz enge Strikturen gibt es außer den fadenförmigen Bougies noch solche von Lefort angegebene. Diese bestehen aus

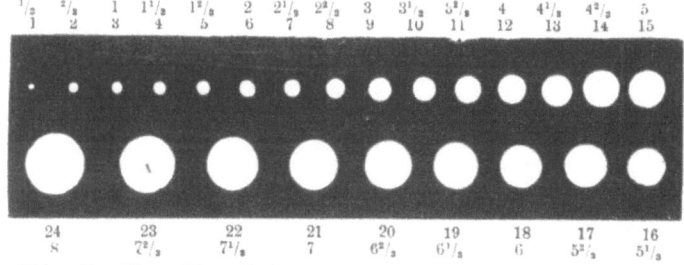

Abb. 26. Charrière-Skala. (Maßstab für Katheter und Bougies.)

zwei Teilen, einem Metallbougie oder einem Seidenkatheter, die nach der Spitze zu dünner werden und ein Schraubengewinde haben, und aus einer Filiform-Leitsonde, die auf das Schraubengewinde geschraubt wird (Abb. 27—28).

Herstellung der Katgutbougies. Katgutbougies kann man sich selbst herstellen. Man schneidet zwei Meter lange Stücke von trockenem Cumolkatgut Nr. 7—00 und bindet Gewichte daran, so schwer sie die Fäden aushalten. Dann hängt man die Fäden an einen Haken und befeuchtet sie mit einem nassen Sublimattupfer recht oft am Tage. Dieses Verfahren setzt man einige Tage fort, bis die Fäden ganz glatt und fest geworden sind. Dann schneidet man sich die gewünschten Längen und hebt sie gut trocken auf; am zweckmäßigsten legt man sie zwischen zwei gleichlange schmale Pappstreifen oder Schusterspänen und umwickelt diese mit einer Binde. Auf diese Weise erhält man die sehr empfindlichen Katgutbougies in ihrer Form. Katgutbougies können nicht sterilisiert werden, da sie aufweichen würden.

Sie werden vor dem Gebrauch mit einem Sublimattupfer kurz abgerieben.

Heizbougies. Auch Heizbougies, wie sie Kobelt angegeben hat, welche bis auf 40—50° C erwärmt werden, finden Anwendung.

Die Dilatation der Harnröhre. Dilatatoren zum allmählichen Dehnen der Harnröhre sind aus Metall und auskochbar. Die gebräuchlichsten sind die nach Oberländer und Kollmann (Abb. 31—32). Mittels einer Schraubenvorrichtung werden die Branchen des Instruments auseinander gedrängt und durch einen Zeiger, der

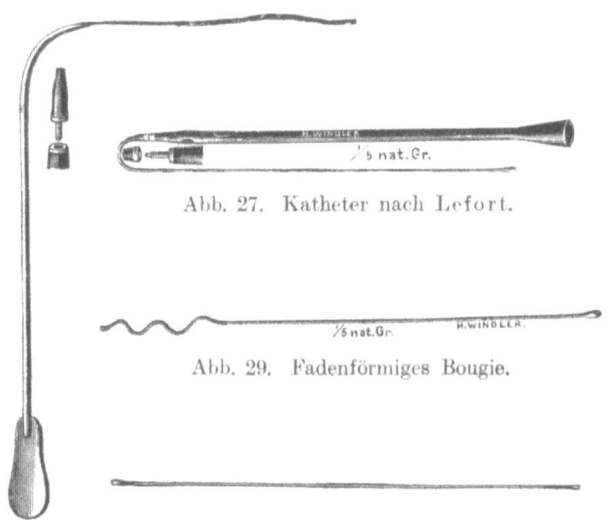

Abb. 27. Katheter nach Lefort.

Abb. 29. Fadenförmiges Bougie.

Abb. 28. Bougie nach Lefort.   Abb. 30. Fadenförmiges Bougie.

am Instrument angebracht ist, läßt sich die Auseinanderdehnung genau bestimmen. Früher benutzte man einen kleinen Gummiüberzug, der steril über die ausgekochten Dilatatoren gezogen wurde, um Verletzungen der Harnröhre zu vermeiden. Man verwendet jetzt den Gummibezug nicht mehr.

b) Vorbereitung zum Katheterisieren und Bougieren. Da es nicht eigentlich unter das Kapitel „Operationen im einzelnen" gehört, so sei gleich hier einiges über das Umgehen mit Katheter und Bougies gesagt.

Zum Katheterisieren stellt man zurecht: Sublimatschale mit einigen sterilen Tupfern, verschiedene Sorten Katheter, steriles Öl, Glyzerin oder Katheterpurin zum Einfetten des Katheters,

Katheter, Bougies und Zystoskope.

eine sterile Harnröhrenspritze, sterile Handschuhe, eine Schale zum Auffangen des Urins und eine Schale für gebrauchte Katheter. Bei Strikturen wird die Harnröhre anästhesiert.
Vorbereitung zum Anästhesieren der Harnröhre. Das beste Mittel zum Anästhesieren der Harnröhre ist zur Zeit das 3%ige Alypin mit einem Zusatz von je einem Tropfen Suprarenin

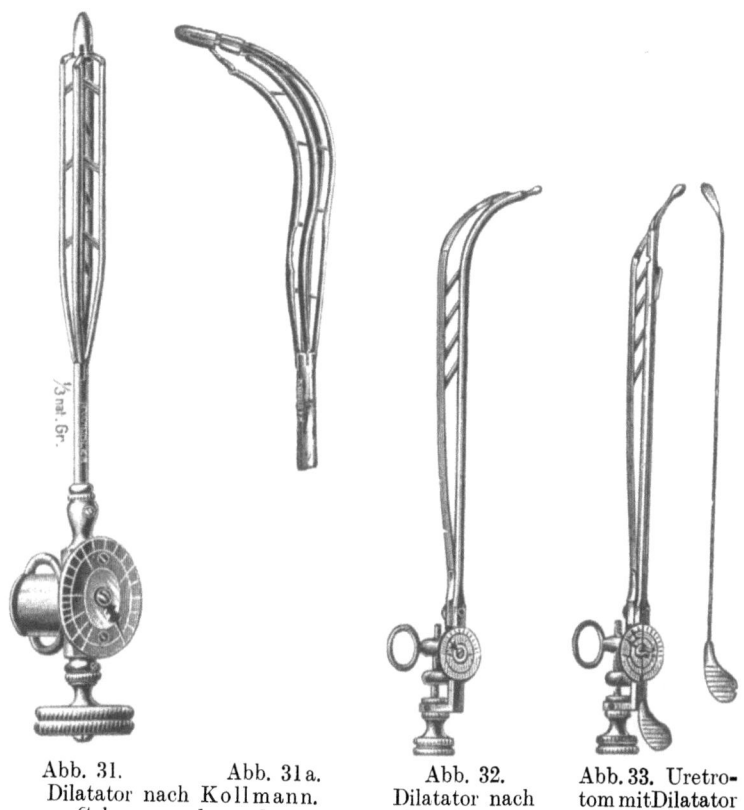

Abb. 31.   Abb. 31a.
Dilatator nach Kollmann.
Gebogen und gerade.

Abb. 32.
Dilatator nach
Oberländer.

Abb. 33. Uretrotom mit Dilatator nach Otis.

(1 : 1000) auf 1 ccm. Doch bestimmt die Stärke und die Menge stets der Arzt. Weiter ist dazu nötig ein steriles, graduiertes Töpfchen oder Gläschen, um die gewünschte Lösungsmenge abzumessen, eine Penisklemme (Abb. 34) oder auch nur ein Bindenstreifen.

Zum Bougieren sind dieselben Vorbereitungen zu treffen wie zum Katheterisieren.

Behandlung von Instrumenten und Material.

Ist die Striktur jedoch so eng, daß der Arzt mit keinem Bougie oder Katheter in die Blase hineinkommt, so wird die kapillare Blasenpunktion ausgeführt, d. h. der Urin wird von den Bauchdecken aus entleert. Dazu ist nötig eine nicht zu starke, ungefähr 8 cm lange Rekordkanüle und eine große Spritze. Gelingt auch auf diese Weise eine Entleerung nicht, so wird die Blasenfistel angelegt. (Siehe Seite 138).

Die Zusammenstellung eines Katheterpurins ist:

Rp. Hydrarg. oxycyan. 0,25
    Glycerin   20,00
    Tragacantha   3,00
    Aqu. dest.   100,00

Katheterpurin in Glasröhren ist für den Gebrauch unpraktisch, weil es leicht eindickt und dann aus der engen Öffnung nichts mehr heraustropft. Wir feilen den engen Hals ab und füllen es in ein steriles Präparatenfläschchen mit weitem Hals um, in das der Katheter bequem hineingetaucht werden kann.

c) Zystoskope. Es gibt verschiedene Arten von Zystoskopen. 1. Untersuchungszystoskope, 2. Spül- und 3. Ureterenzystoskope.

Das moderne Zystoskop hat die Gestalt eines Katheters mit Mercierkrümmung und besteht aus zwei Teilen, einem Metallschaft, welcher ein auswechselbares elektrisches Lämpchen an seiner Spitze trägt und am anderen Ende einen Schieber- oder Kugelverschluß hat. In den Hohlraum des Metallschaftes wird der zweite Teil, die Optik, eingeführt. Letztere muß so klar sein, daß man beim Hindurchsehen jeden Gegenstand im Zimmer gut erkennen kann. Getrübte Optiken werden vorsichtig mit einem mit Äther getränkten Tupfer abgerieben; besonders klar muß das kleine Sehfensterchen sein, welches an der Spitze angebracht ist. Wenn die Optik trotzdem trübe bleibt, so muß sie zur Reparatur gegeben werden.

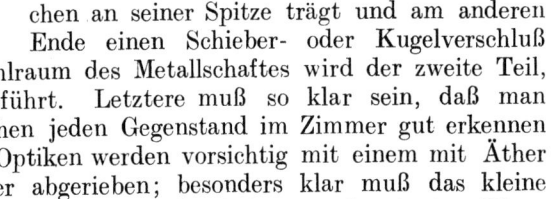

Abb. 34. Penisklemme.

Es gibt noch alte einfache Untersuchungszystoskope, bei denen die Optik im Schaft fest eingefügt ist und nicht herausgezogen werden kann. Bei diesen muß ein steriler Katheter bereit liegen, damit der Arzt die Blase vorher entleeren und mit steriler Kochsalzlösung oder 3%igem Borwasser füllen kann.

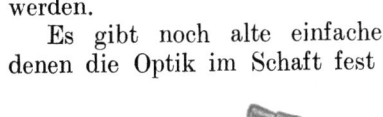

Abb. 35. Zweiwegehahn.

Bei Anwendung des Spülzystoskops wird der „Zweiwegehahn" (Abb. 35) oder der Baetznersche Spülhahn (Abb. 37) zum Spülen und Füllen der Blase angewandt. Das Prinzip des letzteren ist, daß durch Öffnen und Schließen eines Schiebers, der sich in der Mitte des Hahnes befindet, die Flüssigkeit bald in die Blase läuft oder herausgelassen werden kann, ohne daß man den Spülhahn herauszunehmen braucht.

Das Ureterenzystoskop (Abb. 36) bietet die Möglichkeit, durch einen besonderen Kanal dünne Katheter (Abb. 42) durch die Harnleiter (Ureter) bis in das Nierenbecken einzuführen, um den Urin direkt dort abzufangen. Es hat ebenfalls ausziehbare Optik, damit der Schaft zur Spülung benutzt werden kann.

Das Zystoskop und seine Sterilisation.

Sterilisierung, Reinigung, Instandhaltung und Aufbewahrung der empfindlichen Zystoskope erfordern vonseiten der Operationsschwester große Aufmerksamkeit, weil diese Instrumente nicht gekocht werden können. Vor dem Gebrauche werden die Zystoskope durch 5 Minuten langes Abreiben mit Seifenspiritus, Alkohol und schließlich Äther keimfrei gemacht. Wird das Zystoskop nicht sofort gebraucht, so wird es in ein passendes Standgefäß mit Hydrargyrum-oxycyanatum-Lösung (4 : 1000) gestellt, und zwar auseinander genommen, Schaft und Optik getrennt. Das Standglas muß reichlich gefüllt sein, damit alle

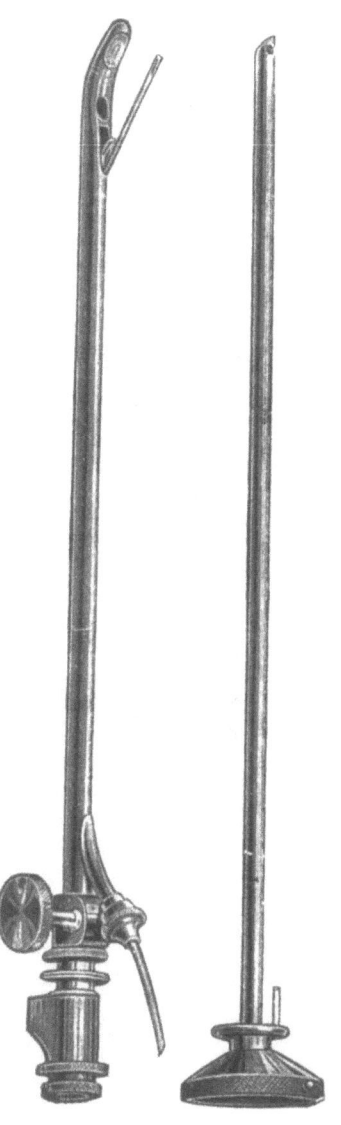

Abb. 36. Ureteren-Zystoskop.

Teile, die nachher in die Blase eingeführt werden, untergetaucht sind, doch darf der Verschluß für das Kabel nicht naß werden. Auch kann man das steril gemachte Zystoskop bis zum Gebrauch in ein steriles Handtuch einschlagen.

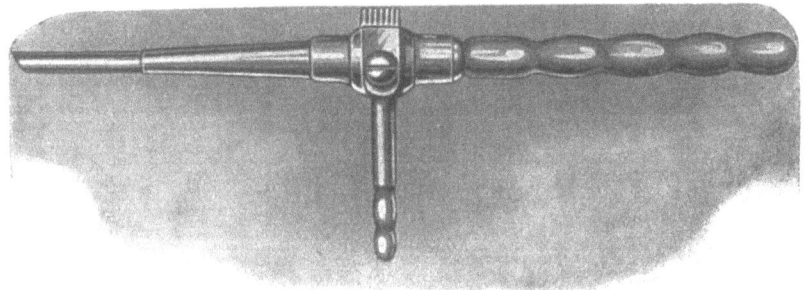

Abb. 37. Spülhahn nach Baetzner.

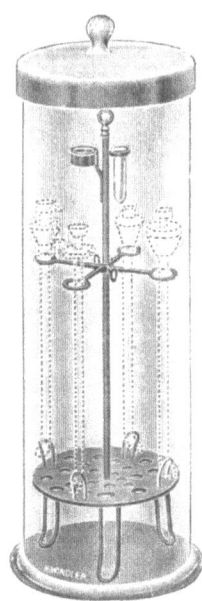

Abb. 38. Standglas für Zystoskope.

Nach dem Gebrauch wird das Zystoskop sofort mit Wasser abgespült, um das Antrocknen von Blut zu verhindern, und das Zystoskoprohr wird mittels einer Blasenspritze mit 5%iger Karbollösung durchgespritzt. Ist es ein Ureterenzystoskop, so muß auch der feine Kanal für die Ureterenkatheter mit Karbollösung und Äther durchgespritzt werden. Zystoskope mit Kugelverschluß müssen auseinander geschraubt und alle Teile gut mit Alkohol und Äther gesäubert werden. Das Zystoskoprohr wird mit Alkohol und Äther durchgespritzt, oder man läßt beides durchlaufen.

Die Optik darf aber niemals in den Schaft eingeführt werden, bevor nicht Schaft und Optik absolut trocken sind. Am besten wird das Zystoskoprohr durch ein Gebläse lufttrocken gemacht. Ist es ein Zystoskop mit Kugelverschluß, so muß zum Durchblasen der Zweiwegehahn oder eine Glasspitze auf das Zystoskoprohr gesetzt werden, weil die kleine Kugel das Rohr abschließt. Die Optik wird mit einem Wattebausch trocken gerieben.

Die Lampe am Zystoskop muß vor und nach dem Gebrauch sehr vorsichtig ausprobiert werden, am besten unter Wasser; denn man hat dann eine bessere Kontrolle, da das Lämpchen ja in der gefüllten Blase brennen muß, aber nie ohne den Rheostaten (Abb. 39) (Zwischenschalter) einzuschalten, weil die Lämpchen sehr leicht durchbrennen. Sollte das Lämpchen nicht brennen, so kann dasselbe schadhaft oder durchgebrannt sein, oder auch schlechten Kontakt haben. Man versuche Auswechslung. Meist liegt aber der Fehler in der Leitungsschnur, und zwar tritt bei häufigem Gebrauch leicht ein Bruch an den Übergangsstellen der beweglichen dünnen Litze zur Kontaktzange oder den Anschlußstiften auf. Man bemerkt diese Bruchstellen bei aufmerksamer Untersuchung leicht.

Die Schaftverschlüsse der Spülzystoskope haben alle eine Gummidichtung, die selbstverständlich ausgewechselt bzw. erneuert werden muß, wenn sie nicht mehr genügend dichtet oder das Zystoskop tropft. Zu beachten ist, daß diese Dichtungsringe,

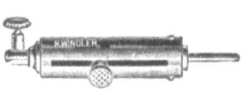

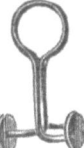

Abb. 39. Rheostat.   Abb. 40. Schlauchklemme.

die sich noch beim Ureterenzystoskop an der Einführungsstelle der Katheter befinden, mit sterilisiert werden müssen.

Vorbereitung zum Zystoskopieren. Die Vorbereitung zur Zystoskopie muß mit der größten Gewissenhaftigkeit geschehen. Diese Untersuchungen werden in Kliniken und Krankenhäusern fast immer in einem hierzu besonders eingerichteten Raum ausgeführt, der in der Regel Steinfußboden hat. Der Kranke wird bei der Zystoskopie bis aufs Hemd entkleidet oder man läßt bei Frauen die Röcke weit zurückschlagen. Auf den Untersuchungstisch wird der Kranke in horizontale Rückenlage gebracht, der Kopf wird durch eine Halbrolle im Nacken etwas erhöht, die Beine in Hüften und Knie gebeugt, die Unterschenkel in Beinhalter gebracht und das Gesäß bis zur Tischkante hervorgezogen. Unter dem Untersuchungstisch steht ein Eimer oder Becken, wo hinein über das untergelegte Gummituch das Blasenspülwasser fließt. Man stelle bereit: den schon erwähnten Untersuchungstisch mit Beinhaltern, einen Ständer mit Sublimatschale oder Oxyzyanatlösung, darin einige sterile Tupfer, Ständer mit sterilem, graduiertem Irrigator, am zweckmäßigsten ist ein Glasirrigator, damit man die Flüssigkeit, die einläuft, genau ablesen kann, daran Schlauch mit Klemme und entweder den Spülhahn nach Baetzner oder eine Metallspitze an Stelle der Glasspitzen, die sehr leicht im Schaft des Zystoskops abbrechen. Weiter wird gebraucht warme Kochsalzlösung oder 3%iges Borwasser zur Blasenspülung, ein Eimer, in den die Spülflüssigkeit hineinlaufen kann, und ein Uringlas. Das letztere muß sehr sauber sein, damit man genau feststellen kann, wie der Urin aussieht, ferner benötigt man sterile Reagenzgläser zur Urinuntersuchung, eine Spiritusflamme und Streichhölzer, das sterile Zystoskop, sterile Ureterenkatheter, steriles Öl oder Glyzerin zum Einfetten des Zystoskops, eine Leitungsschnur für das Zystoskop und einen Rheostaten zum Einstellen des Stromes, einen Akkumulator, oder den wohl meistens vorhandenen elektrischen Anschlußapparat, der bei Verwendung bei Steinfußböden unbedingt erdschlußfrei sein muß, d. h. er gibt Strom ab für das Zystoskoplämpchen, der keinerlei Verbindung mit dem elektrischen Hauptanschluß hat. Dadurch wird vermieden, daß der Arzt oder der Kranke eine Verbindung mit der Erde herstellt, die in jedem Falle sehr unangenehme elektrische Schläge für beide auslöst. Aus letzterem Grunde muß man auch verhüten, daß der Untersuchungstisch auf dem durch Spülwasser oder sonstwie feuchten Boden steht, dann müßte man den Boden trocken aufwischen oder eine wasserdichte Gummischürze unter die Füße des Untersuchungstisches legen. Als Lichtquelle an Stelle eines Akkumulators kann ganz gut die Batterie einer elektrischen Taschenlampe genommen werden. Die beiden Metallstreifen (Verbindungsstreifen) der Batterie werden vorsichtig soweit zusammengebogen, daß die beiden Stifte der Leitungsschnur einen festen Halt haben. Diese Art der Lichtquelle, falls die Batterie gut ist, ist absolut sicher, verhindert ein Durchbrennen der Lämpchen, ist ohne Schwierigkeit auszuführen und bequem in der Tasche zu transportieren. Schließlich vergesse man auch nicht, Morphium und Kampfer zur Hand zu haben, ersteres für unruhige Kranke, letzteres wenn bei der Untersuchung ein Kollaps eintritt. Manchmal ist auch Narkose nötig.

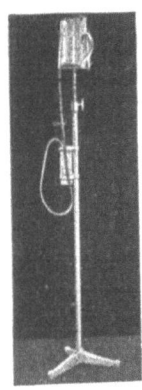

Abb. 41. Irrigatorständer.

Wird Blaulösung zur Funktionsprüfung gebraucht, so muß dieselbe stets frisch gekocht werden. Auf 20 ccm steriles Wasser kommt eine Tablette Indigkarmin (Tabl. carmin. coerul. 0,08, Natron chlorat. 0,1 nach Voelker-Joseph, Fabrik[1])). Dazu

---

[1]) Brückner, Lampe & Co., Berlin C 19, Neue Grünstraße 11.

eine 20-ccm-Spritze mit mittelstarker 6 cm langer Kanüle. Die Blaulösung wird in einem Glaskölbchen gekocht.

Soll eine Röntgenaufnahme des Nierenbeckens (Pyelographie) der zystoskopischen Untersuchung folgen, so muß Kollargollösung oder ein ähnliches schattengebendes Präparat (Jodlithium, Bromnatriumlösung u. dgl.), wie es der Arzt im Einzelfalle wünscht, bereitstehen. Dazu werden noch besondere schattengebende Röntgenkatheter (Wismutkatheter) mit Zentimeterteilung benötigt.

Ist die Zystoskopie beendet, so wird das Zystoskop wieder gut gereinigt, wie anfangs beschrieben, und alles wird wieder sauber weggelegt.

Das Aufbewahren der Zystoskope in Standgläsern, wie sie Abb. 38 zeigt, ist für eine größere Blasenabteilung sehr geeignet, weil die sehr empfindlichen Zystoskope darin sicherer hängen, als wenn man sie jedesmal in die Kästen zurücklegen muß. In diesen

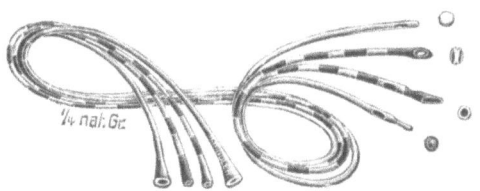

Abb. 42. Ureterenkatheter.

Gläsern aber Zystoskope zu sterilisieren, wie es ursprünglich gedacht war, durch Formalindämpfe mittels Tabletten, die auf den Boden der Gläser auf eine Schicht Watte gelegt werden und die Gase entwickeln, welche alle Keime abtöten sollen, ruinieren die Zystoskope in kurzer Zeit. Sollte aber diese Art der Sterilisation angewandt werden, so darf die Optik nicht mit in die Formalindämpfe hineingehängt werden.

Ureterenkatheter. Zum Sterilisieren steckt man sie entweder in lange, schmale Gläser und desinfiziert sie in besonderen Öfen (nach Kuttner), oder man legt sie zwischen Filtrierpapier leicht zusammengebogen, aber ohne daß die sehr empfindlichen Ureterenkatheter einknicken und läßt sie eine halbe Stunde im Dampfsterilisator liegen; oder man legt sie eine halbe Stunde in 1 $^0/_{00}$ige Sublimatlösung. Als Leitstäbe für Ureterenkatheter dienen Drahtmandrins. Damit diese recht glatt werden, fassen zwei Personen den Mandrin mit je einer Flachzange an den Enden und üben so lange einen leichten Zug aus, bis der Mandrin gerade ist. Dann wird er so weit in den Katheter eingeführt, daß er mit dem Auge des Katheters abschließt. Vor dem Einführen des Mandrins wird derselbe geölt, weil er zu leicht festrostet.

Viele Ärzte gebrauchen die Ureterenkatheter ohne Leitstäbe. Auf alle Fälle aber wird derselbe vor dem Einführen in die Harnröhre herausgezogen, weil das Herausziehen nach Einführung oft große Schwierigkeiten macht.

Vor dem Gebrauch muß der Ureterenkatheter auf seine Durchgängigkeit geprüft werden, indem man ihn mit steriler Kochsalzlösung durchspritzt. Die Flüssigkeit muß im richtigen Strahl und nicht nur tropfenweise aus dem Auge des Katheters herauslaufen.

Nach dem Gebrauch werden sie gut gesäubert und in $1^0/_{00}$ige Sublimatlösung gelegt. Bevor die Ureterenkatheter weggelegt oder sterilisiert werden, müssen sie mit einem Gebläse lufttrocken gemacht werden.

Nach einer anderen Methode sterilisiert man Ureterenkatheter sehr vorteilhaft in langen, schmalen Leinenschläuchen, die oben und unten eine kleine Öffnung zum Zuziehen haben. Der Katheter wird bei der Benutzung nicht aus dem Tuchschlauch herausgezogen, sondern er wird in die Öffnung am Zystoskop direkt eingeführt, unter Zurückschiebung des Tuchschlauches. Die Sterilität bleibt so sicher gewahrt.

d) Vorbereitung zur Blasenspülung bei Männern und Frauen.
Zur Blasenspülung bei Männern sind dieselben Vorbereitungen zu treffen wie zum Katheterisieren (s. S. 20), außerdem braucht man einen sterilen Irrigator mit warmer physiologischer Kochsalzlösung oder $3^0/_0$igem Borwasser. Bei Blasenentzündungen bestimmt der Arzt die Spülflüssigkeit.

Zur Blasenspülung bei Frauen braucht man sterile weibliche Katheter. Es muß streng darauf geachtet werden, daß man mit dem Katheter nicht in die Vagina kommt; wenn es doch vorkommt, muß der Katheter ausgewechselt oder frisch gekocht werden, damit nicht die Harnröhre infiziert wird.

Vor dem Einführen des Katheters muß die Öffnung der Harnröhre gut mit einem Sublimattupfer gereinigt werden. Zuerst läßt man den Urin ablaufen und verbindet dann den Katheter mittels eines Gummischlauches mit dem Irrigator. Zweckmäßig ist es, ein T-Stück aus Glas zwischen Katheter und Schlauch einzuschalten. An die untere Öffnung des T-Stückes kommt ebenfalls ein Gummischlauch. Man kann dann, wenn bald der obere und bald der untere Schlauch abgeklemmt wird, sehr gut die Blase spülen.

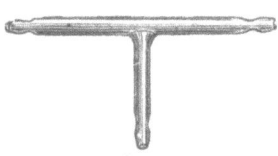

Abb. 43. T-Stück aus Glas.

Durch nicht streng aseptisches Vorgehen kann der Kranke eine schwere Blasenentzündung (Zystitis) davontragen.

Es kann deshalb gar nicht oft genug betont werden, daß stets mit der größten Gewissenhaftigkeit gearbeitet werden muß.

3. Gummihandschuhe.

Gebrauchte Gummihandschuhe werden im Operationssaal in einem besonderen Behälter gesammelt, der stets seinen bestimmten Platz haben muß, ja man bitte die Ärzte, die Handschuhe beim Ausziehen gleich dahinein zu legen.

Reinigung der Gummihandschuhe. Die gebrauchten Gummihandschuhe, die man nicht mit den Händen anfassen darf, werden zunächst eine halbe Stunde in $1^0/_{00}$ige Sublimatlösung gelegt. Dieses greift die Handschuhe weniger an als Lysol und Karbol. Dann werden sie in Sodawasser gelegt, von innen und außen gut gewaschen, unter fließendem Wasser abgespült, einige Minuten gekocht und von beiden Seiten mit einem Handtuch getrocknet. Braucht man die Handschuhe nicht gleich, so werden sie zum Trocknen auf eine Trage gelegt und von Zeit zu Zeit umgedreht. Danach werden sie mit Talkum gepudert, aber nicht so, daß der Puder hineingeschüttet wird; es kommt dann oft vor, daß die Fingerspitzen der Handschuhe voll Puder sind. Man streue vielmehr etwas Puder auf die Gummihandschuhe, wälze sie untereinander und drehe sie dann um.

Das Sterilisieren der Gummihandschuhe. Zum Sterilisieren werden die Gummihandschuhe einzeln, ohne daß sie sich gegenseitig berühren, zwischen Gaze oder Filtrierpapier gelegt und gut eingepackt. Zweckmäßig sind dazu kleine Körbchen aus Weidengeflecht, welche eine Innenbekleidung aus Segeltuch haben müssen (Abb. 44). In dieser Verpackung werden die Gummihandschuhe eine Stunde im strömenden Dampf sterilisiert. Unzweckmäßig zum Sterilisieren sind vernickelte Verbandtrommeln, weil Nickel durch Gummi sehr angegriffen wird. Braucht man schnell einmal sterile Gummihandschuhe, so werden sie einige Minuten gekocht und steril getrocknet. Es empfiehlt sich nicht, nasse Handschuhe anzuziehen; zum Arbeiten sind sie ungeeignet, auch werden die Hände davon angegriffen.

Das An- und Ausziehen der Gummihandschuhe hat mit der größten Vor-

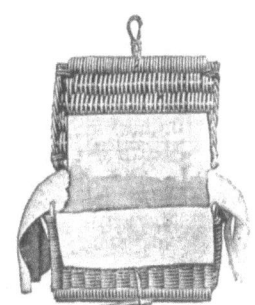

Abb. 44. Handschuhkorb.

sicht zu geschehen. Bevor sie angezogen werden, müssen die Hände gut abgetrocknet und gepudert werden. Man kann vor dem Sterilisieren in jeden Handschuh eine gut mit Puder bestreute Mullkompresse stecken, mit der man sich die Hände einpudert. Wir stopfen die Handschuhe nicht aus, sondern sterilisieren eine Streubüchse mit Puder mit der Wäsche zusammen.

Gummihandschuhe, die während der Operation durch Blut oder Fett klebrig geworden sind, kann man sofort durch Aufstreuen einer Spur von sterilem Puder rauh machen.

Flicken der Gummihandschuhe. Zerrissene Gummihandschuhe können sehr gut wieder geflickt werden. Man schneidet aus ganz zerrissenen Handschuhen kleine Fleckchen und klebt mit flüssiger Gummilösung (Paragummi) je eines von innen und außen auf jede defekte Stelle, nachdem man diese mit Äther oder Benzin abgerieben hat. Selbst Finger und größere Teile können auf diese Weise angesetzt werden. Gepudert dürfen die aufgeklebten Stellen während des Reparierens nicht werden. Die Fleckchen fallen wieder ab, sobald Puder dazwischen kommt. Man stelle sich vor, wie unangenehm es ist, wenn während der Operation Gummistückchen in der Wunde liegen bleiben. Also größte Sorgfalt auch hierbei!

Handschuhe aus Billroth-Batist. Handschuhe aus Billrothbatist, die uns der Krieg als Ersatz gebracht hat, sind recht unvollkommen. Sie sind durchlässig, schützen also nicht vor infektiösen Keimen und können nicht gekocht, sondern nur in Sublimatlösung desinfiziert werden.

Zwirnhandschuhe. Zwirnhandschuhe werden mit der Wäsche sterilisiert. Sie werden häufig über die Gummihandschuhe gezogen. Einen eigentlichen Schutz gewähren sie nicht. Sie haben den Zweck, die Glätte der Gummihandschuhe, die beim Operieren, besonders bei gewissen Handgriffen (z. B. Zurückhalten der Leber) lästig ist, zu verhüten. Nach dem Gebrauch legt man sie sofort in lauwarmes Sodawasser, dem etwas 3%ige Wasserstoffsuperoxydlösung zugesetzt wird, wäscht sie dann gründlich mit Seife und kocht sie in Sodawasser.

Behandlung und Aufbewahren von Gummigegenständen.

(Nach dem Handbuch für „Sanitätsgegenstände".)

Wie man Gummischläuche und andere Gummigegenstände richtig aufbewahrt, ist in dem Handbuch „Vorschriften für die Behandlung der Sanitätsausrüstung"[1] genau beschrieben. Diese Vorschriften befolgen wir in unserer Klinik.

---

[1] Berlin: E. S. Mittler & Sohn.

Gummihandschuhe.

Die aus Gummi angefertigten Gegenstände werden in möglichst luftdicht schließenden, mit Zinkblech ausgekleideten Schränken aufbewahrt. Diese müssen auf Holzklötzen stehen, um gegen die Bodenfeuchtigkeit geschützt zu sein. Unter der Decke werden nebeneinander laufende Holzstäbe angebracht, die mit allen an ihnen hängenden Stücken leicht herausgenommen werden können. Damit die Luft stets einen gewissen Grad von Feuchtigkeit enthält, stellt man ein Gefäß mit Wasser in den Schrank. Dem Wasser werden, damit es nicht fault, einige Tropfen Karbolsäure, Alaun- oder Borsäure hinzugesetzt.

Das Durchschlagen von Nägeln durch die Zinkbekleidung ist wegen Rostbildung zu vermeiden. Man läßt kleine Leisten mit Aushöhlungen für die Stäbe anbringen.

Zum Aufbewahren geringer Bestände genügt auch eine lange, mit Zinkblech ausgeschlagene Kiste, die man sich ebenso einrichtet wie den Schrank. Sie muß ebenfalls auf Klötze gestellt werden.

In dem Gummischrank sind aufzubewahren: Gummischläuche und Binden, Irrigatorschläuche, Magensonden, Gummikatheter und Gebläse, Eisbeutel, Wasserkissen, Gummiringe, Gummihandschuhe, Gummifinger. Die Gummischläuche usw. müssen so aufgehängt werden, daß ein Einknicken oder gegenseitiges Berühren vermieden wird. Zum Aufhängen steckt man in die Gummischläuche einen Pfropfen, der so lang sein muß, daß man daran eine Fadenschlinge oder einen Bindenzügel befestigen kann. Würde man den Faden an dem Schlauch befestigen, so würde er, nach längerem Hängen, an dieser Stelle brüchig. Luft- und Wasserkissen, Eisbeutel werden leicht aufgeblasen. Gummibinden werden lose über die Holzbügel gehängt. Gummihandschuhe werden lose in durchlöcherten Pappkästen oder Weidenkörbchen aufbewahrt. Auf alle Fälle muß Luft hinzutreten, fest zusammengepackt dürfen Handschuhe nicht liegen.

Niemals sollen Gummigegenstände mit Metallgegenständen zusammen aufbewahrt werden, auch nicht in einem Raum, der zum Aufbewahren von Salzsäure, Salmiak, Lysol usw. dient. Die Gummigegenstände werden sonst nach kurzer Zeit brüchig.

Von Zeit zu Zeit, etwa alle vier Wochen, werden alle Gummigegenstände, besonders Schläuche und Handschuhe, mit den Händen vorsichtig durchgerieben, durchgeknetet und vorsichtig gedehnt, wobei ein Überdehnen zu vermeiden ist; ein leichtes Einfetten mit Glyzerin ist zu empfehlen, auf keinen Fall aber sind Gummigegenstände, Gummihandschuhe, die man aufheben will, zu pudern.

Fangen Gummigegenstände an, hart zu werden, so werden sie in 40° warmem Wasser, dem 5% Salmiak zugesetzt sind, unter gleichmäßigem Kneten 15 Minuten gewaschen. Dann werden die Gegenstände noch einmal 15 Minuten in 40° warmem Wasser, dem man 5% Glyzerin hinzusetzt, in der gleichen Weise bearbeitet. Bevor die Gummigegenstände in den Schrank zurückgehängt werden, müssen sie unter allen Umständen völlig trocken sein. Das Trocknen darf nicht in der Sonne oder in der Nähe der Heizung geschehen.

Das Sterilisieren der Gummischläuche und der zugeschnittenen Gummidrains stößt auf keinerlei Schwierigkeiten. Sie werden 10 Minuten in 3%igem Sodawasser gekocht. Will man sie steril aufbewahren, so werden sie entweder trocken in einem größeren sterilen Glasgefäß oder in 3%igem Borwasser aufbewahrt. Die Gefäße müssen dicht verschlossen werden. Das Aufbewahren in 3%igem Karbolwasser ist nicht zu empfehlen, da die Gummidrains darin brüchig werden und dann in der Wunde abbrechen. Auf alle Fälle vermeide man, schwarze Schläuche als Drains zu verwenden, da sie keine Elastizität besitzen und im Gebrauch zusammenfallen. Am besten ist der dickwandige rote Gummischlauch.

4. Verbandmaterial[1]).

Wundwatte. Verband- oder Wundwatte wird aus Baumwollfasern hergestellt und nach verschiedenen Fabrikverfahren chemisch gereinigt und entfettet in den Handel gebracht. Zum Gebrauch wird sie keimfrei gemacht, doch wird sie nicht direkt auf die Wunde gelegt. Sie hat den Zweck, das Glied zu polstern, Sekrete aufzusaugen und Bakterien von der Wunde fernzuhalten.

Polsterwatte. Zum Polstern von Schienen usw. bedient man sich der nicht entfetteten, ungebleichten grauen Polsterwatte. Für Gipsverbände eignet sich geleimte weiße Watte, sog. Wienerwatte am besten.

Zellstoff. Zellstoff- oder Holzstoffwatte besteht aus reiner Holzfaser und ist dank ihrer guten Aufsaugefähigkeit ein gleichwertiger

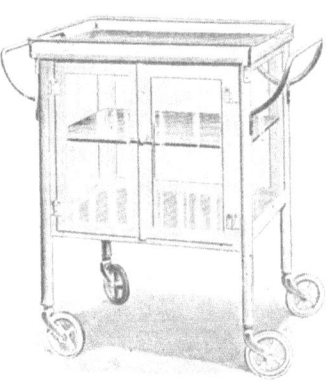

Abb. 45. Schränkchen für Verbandstoffe.

---

[1]) Verbandstofflieferanten unserer Klinik sind Moritz Böhme, Berlin; Kahnemann, Berlin.

Ersatz für Watte. Da Zellstoff bedeutend billiger ist als Watte, ist letztere schon vielfach verdrängt worden. Zellstoff wird in Tafeln, Rollen oder Binden geliefert.

Mull. Mull ist lockeres, gebleichtes Baumwollgewebe, das in den verschiedenartigsten Fadenstellungen geliefert und verwandt wird.

Man unterscheidet folgende Sorten: 1. Tupfermull, 2. Kompressenmull, 3. Bindenmull.

1. Tupfermull ist 14—17fädig,
2. Kompressenmull ist 18—22fädig,
3. Bindenmull ist 24—28fädig.

Tupfer- und Kompressenmull wird in kleinen zusammengelegten Tupfern, vielfach aufeinandergelegten Schichten (Kompressen) oder zu Krüllmull verarbeitet. Nur steriler Mull wird direkt auf Wunden gebracht, er saugt Sekrete sehr gut auf. Je loser der Mull ist, desto billiger ist er, ist aber in der Regel nur einmal zu verwenden. Je dichter das Gewebe ist, desto teurer ist es auch, hat aber den Vorteil, daß es öfter gewaschen werden kann.

Kambrikstoff. Kambrikstoff ist ebenfalls ein Baumwollgewebe, welches gebleicht, entfettet und chemisch gereinigt und hauptsächlich zu Bauchtüchern verwandt wird. Beim Gebrauch von Kambrikbinden bekommt man einen festen Verband, doch hat die Mullbinde wegen ihrer Billigkeit diese fast überall verdrängt.

Für Bauch- oder Ohrentamponade nimmt man Binden mit fest gewebter Kante, oder die Bindenstreifen werden zusammengelegt, um der Gefahr vorzubeugen, daß einzelne Fäden sich loslösen und in der Wunde als Fremdkörper zurückbleiben.

Stärkegazebinden. Eine weitere Bindenform sind die sog. Stärkegazebinden. Dieselben werden aus gebleichtem Mull durch verschiedene Fabrikationsprozesse gekleistert und im gespannten Zustande getrocknet und dann zu Binden geschnitten. Die Kleistermasse soll trocken, geruchlos sein und dem Stoff fest anhaften.

Gipsbinden. Gipsbinden werden aus gebranntem Alabastergips hergestellt. Sie werden fertig aus der Fabrik[1] geliefert, oder man gipst sie mit der Hand. Man wählt dazu eine glatte, saubere Tischplatte und Mull- oder Stärkebinden. Einige Holzspatel oder glatte Hölzchen, welche von beiden Seiten die Binde etwas überragen, werden zuerst eingewickelt, damit man beim Aufwickeln einen Halt hat. Dann wird die Binde mit Gipsmehl bestreut und mit einem glatten Hölzchen oder mit einer Binde, die die gleiche Breite haben muß, ausgestrichen, damit der lose Gips recht gleichmäßig das Bindengewebe durchdringt. Ist die Gipsbinde fertig, dann

---

[1] Gute Gipsbinden liefert Cosack & Co., Düsseldorf.

werden die anfangs eingewickelten Hölzchen vorsichtig herausgezogen. Bei der Herstellung von Gipsbinden sind zwei Personen

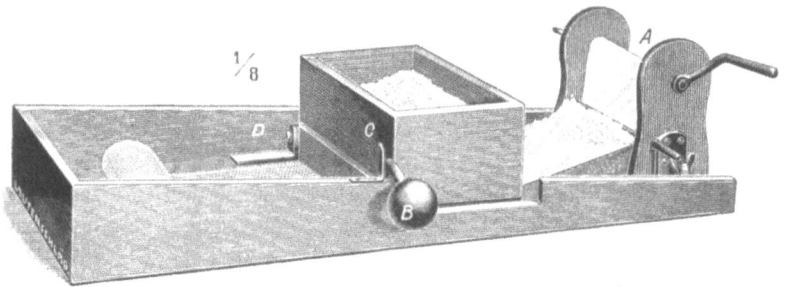

Abb. 46. Gipsbindenmaschine.

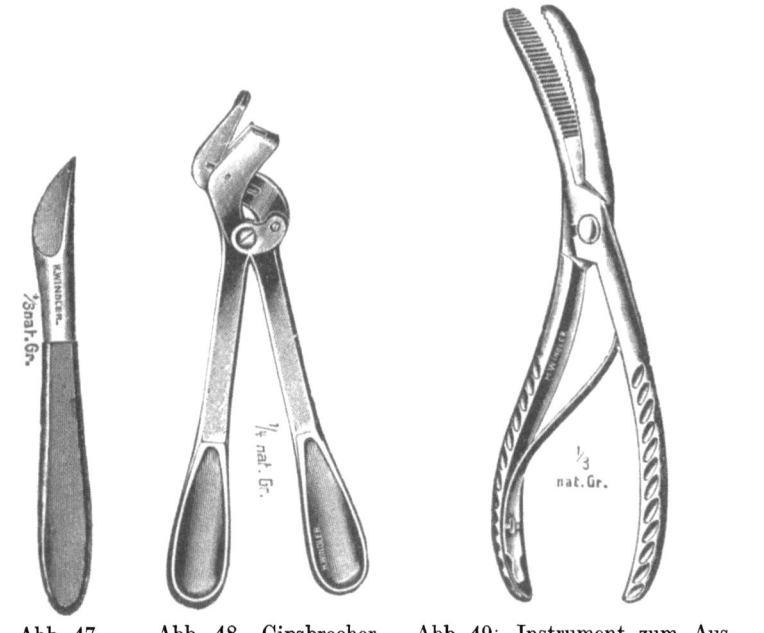

Abb. 47.   Abb. 48. Gipsbrecher.   Abb. 49. Instrument zum Aus-
Gipsmesser.   einanderbiegen und Hochheben
                                                   der Gipsränder, die zu fest auf
                                                          der Haut liegen.

erforderlich, damit das Abrollen, Gipsen und Aufwickeln ununterbrochen vor sich gehen kann. Nach einiger Übung hat man es sehr bald im Gefühl, daß nicht zu wenig, auch nicht zu viel Gips auf der Binde verbleibt und daß diese nicht zu fest, auch nicht zu locker gewickelt wird. Ist die Gipsbinde zu fest gewickelt, kann das Wasser beim Einweichen nicht bis in ihre Mitte dringen, ist sie zu locker und enthält sie zu wenig Gips, so saugt sie zu viel Wasser auf und der Gipsverband erhärtet zu langsam oder auch gar nicht. Um ein schnelleres Erhärten des Gipsverbandes zu erzielen, kann der Gips mit etwas Kochsalz oder Alaun gemischt werden, auch kann man es dem Wasser, in das die Gipsbinden gelegt werden, zusetzen.

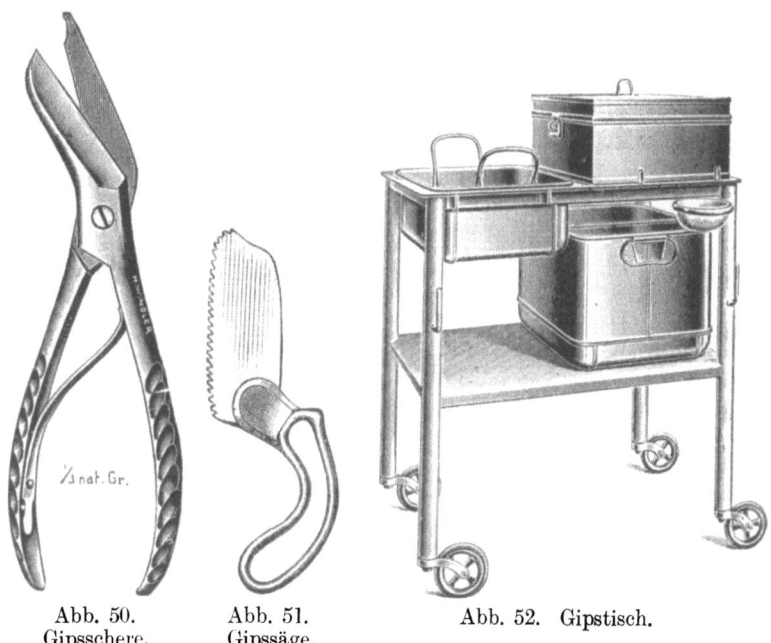

Abb. 50. Gipsschere. Abb. 51. Gipssäge. Abb. 52. Gipstisch.

Zur Herstellung der Gipsbinden bei großem Bedarf gibt es auch Gipsbindenmaschinen (Abb. 46).

Die fertigen Gipsbinden werden am zweckmäßigsten in Blechschachteln aufbewahrt. Auf die schichtweise gelegten Gipsbinden wird noch etwas Gipsmehl gestreut, das dann von oben immer wieder nachsickern kann.

Kurz vor dem Gebrauch werden die Gipsbinden in kaltes Wasser gelegt und bleiben ruhig darin liegen. Sobald keine Luftblasen mehr aufsteigen, werden sie in der flachen Hand vorsichtig ausgedrückt und lose um das gut gepolsterte Glied gewickelt.

Behandlung von Instrumenten und Material.

Die fabrikmäßig hergestellten Gipsbinden werden mit der Papierumhüllung ins Wasser gelegt.

Das Abnehmen des Gipsverbandes wird erleichtert durch Auflegen von Tüchern, die mit Salz- oder Essigwasser getränkt sind. Zum Aufschneiden des Gipsverbandes werden Gipsbrecher, Gipsschere, Gipssäge, Gipsmesser gebraucht.

Vorbereitung zum Gipsverband. Soll ein Gipsverband gemacht werden, so wird zurecht gestellt: Ein fester Holztisch mit Gipsbeckenstütze (Abb. 53), Trikotschlauchbinde, Polsterwatte, Gipsbinden, Schusterspan, eine größere Schale mit Wasser, ein Schälchen mit Vaseline. Der in Abb. 52 dargestellte Gipstisch enthält alle zum Gipsen nötigen Vorrichtungen.

Für einen abnehmbaren Gipsverband sind schmale Blechstreifen, für einen Gehgipsverband Gehschiene und für einen gefensterten Gipsverband runde Hölzer und schmale Aluminiumschienen nötig. Für ein Gipsbett wird außerdem noch gebraucht große Mulllagen oder besser noch Trikotstoff, je nach Größe des Gipsbettes, Gipsmehl, Gipsbinden, Sicherheitsnadeln.

Das Sterilisieren der Verbandstoffe. Verbandstoffe, welche für die Wundbehandlung (Operationen und Wundverband) gebraucht werden, sind keimfrei zu machen. Man nennt dieses Verfahren Sterilisation. Für Verbandstoffe und Wäsche kommt nur strömender Wasserdampf in Frage. Die zu sterilisierenden Verbandstoffe usw. kommen in eine sichere, dicht abschließende Verpackung. Eine große Errungenschaft der modernen Wundbehandlung stellen die Verbandtrommeln nach Schimmelbusch dar, die jetzt überall im Gebrauch sind (Abb. 54 bis 58)[1]). In diesen Trommeln werden die Verbandstoffe genau geordnet; zu beachten ist, daß der Schieberverschluß beim Packen geschlossen bleibt, weil sich sonst die Gaze zwischen die Öffnungen drängt und dann beim Zuschieben nach der Sterilisation eingeklemmt wird. Werden die Verbandstoffe in Beuteln sterilisiert, so müssen diese aus doppeltem, festem Stoff hergestellt sein und als Verschluß einen fest eingenähten Bänderzug haben. Span- oder Weidenkörbe haben als Innenbekleidung festes Segeltuch (siehe Gummihandschuhe S. 29), doch sind sie zum Sterilisieren

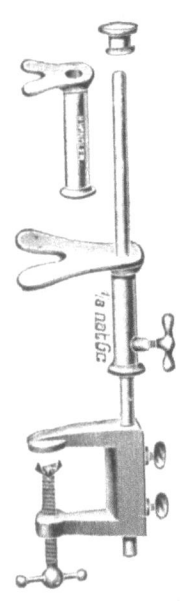

Abb. 53. Gipsbeckenstütze.

---

[1]) Firma Lautenschläger, Berlin.

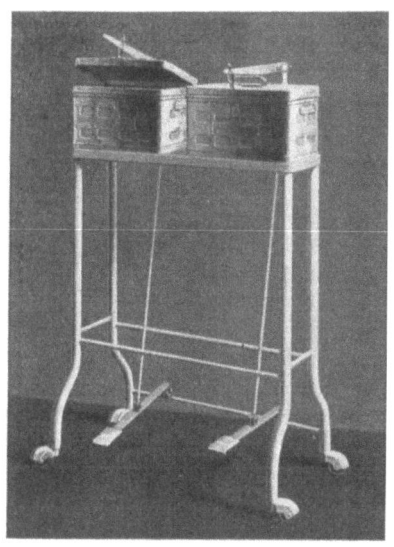

Abb. 54.

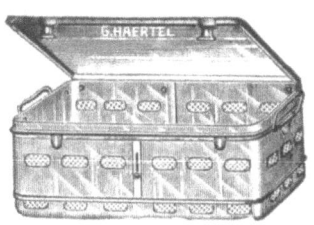

Abb. 55.

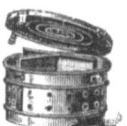

Abb. 56.

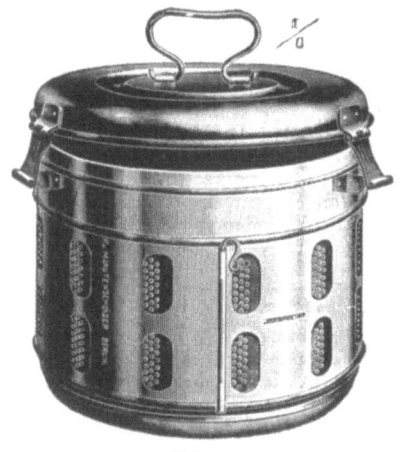

Abb. 57.

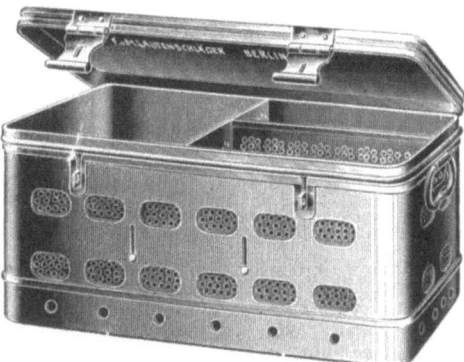

Abb. 58.

Verband- und Wäschetrommeln.

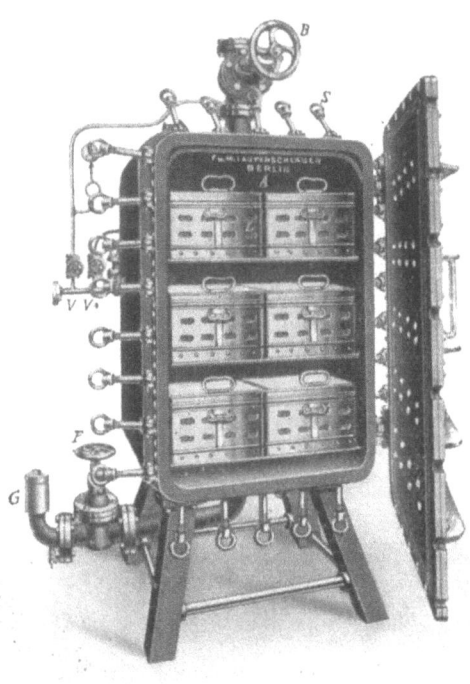

Abb. 59. Sterilisator für Wäsche und Verbandstoffe.

Dampfsterilisator (Autoklav) mit doppelwandigem, schmiedeeisernem Behälter, massiver Scharniertüre, die mittels klappbarer Bolzenschrauben dampfdicht auf die Stirnwand des Apparates gepreßt wird und auf diese Weise den Innenraum gegen die äußere Atmosphäre abschließt. Am Apparat ist die Vorrichtung zum Einlassen und Ablassen des Dampfes sowie eine sicher wirkende Be- und Entlüftungsvorrichtung angebracht, um einerseits den nach der Sterilisation überschüssigen Dampf abzuleiten, andererseits die Objekte vom Dampf zu befreien, indem man warme, sterile Luft über sie hinwegstreichen läßt. Die überschüssigen Dämpfe werden in einen besonders für den Trockenprozeß konstruierten Kondensator geleitet, wodurch die hohen Standröhren, die bei manchen Apparaten über Dach geleitet werden müssen, in Fortfall kommen. Der Apparat läßt sich in jedem Raum ohne bauliche Veränderungen aufstellen. Der dem Apparat zugeführte Hochdruckdampf wird je nach der gewünschten Sterilisationstemperatur reduziert, muß aber mindestens eine Spannung von 0,5 Atmosphären = rund 110° C besitzen, damit ein rationelles und sicheres Arbeiten möglich ist. Die zu sterilisierenden Objekte werden in zweckentsprechenden Behältern untergebracht.

Die Apparate werden gesetzlich auf 1 Atmosphäre geprüft und sind für 0,5 Atm. = 110° C Betriebsdruck verwendbar. Der Apparat liefert zugleich steriles Wasser.

Verbandmaterial. 39

für dauernden Gebrauch ungeeignet, weil die große Hitze das Span- oder Weidengeflecht sehr bald brüchig macht. Die Apparate zum Sterilisieren der Verbandstoffe haben im Innern einen freien Raum, in den der strömende Wasserdampf ungehindert eindringen kann. Der Deckel oder die Tür des Apparates hat eine Gummidichtung und Schraubenverschluß. Der Dampf soll von oben in den Apparat einströmen. Er ist leichter als Luft und drückt daher die kalte Luft nach unten, ohne sich wesentlich mit ihr zu vermischen. Deshalb muß das Rohr, durch das Luft und Dampf aus dem Apparat entweicht, ganz unten angebracht sein. Wird der Apparat in Betrieb gesetzt, so darf das Rohr oder die Kondensleitung, aus der beides entweicht, nicht eher geschlossen werden, bis der heiße Dampf ausströmt. Dampf und kalte Luft vermischen sich nur schwer, und es kann leicht vorkommen, daß etwas kalte Luft im Apparat zurückbleibt, die dann die Sterilisation beeinträchtigen kann.

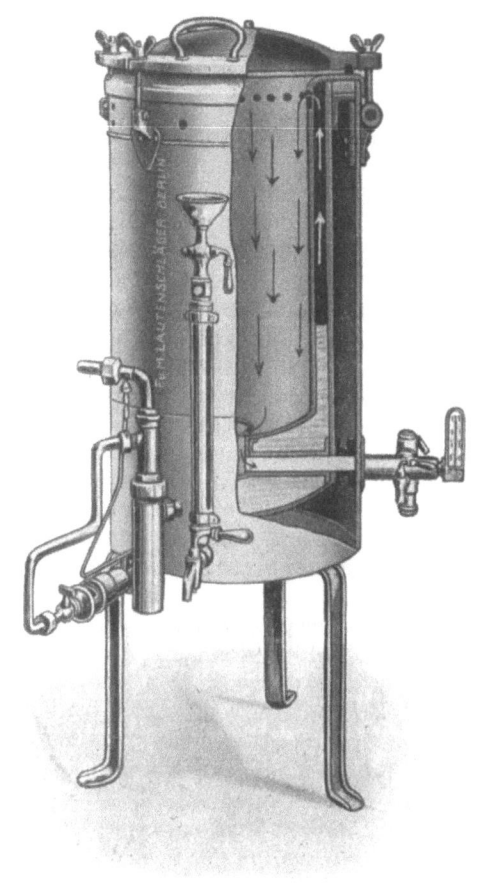

Abb. 60. Kleiner Sterilisator.

Der strömende Wasserdampf hat eine Temperatur von 100 bis 110° C. Er zerstört absolut sicher in kurzer Zeit alle auch noch so widerstandsfähigen Krankheitskeime. Je größer der Druck ist, der auf ihm lastet, um so wirksamer ist seine keimtötende Kraft, denn mit dem Druck steigt auch die Temperatur des Dampfes.

Sind nun die sterilisierten Verbandstoffe usw. auch wirklich steril und wie wird das nachgewiesen?

Um hierüber Aufklärung zu erhalten, hat man bald mit dieser, bald mit jener Farbe imprägnierte Papierstreifen, die sich bei Einwirkung von 100° Hitze verfärben sollen, jedem Verbandkessel beigegeben. Gewiß haben diese Papierstreifen nach Eröffnen der Verbandkessel die vorgeschriebene Färbung. Doch wie lange die Einwirkung des Dampfes gedauert hat, um diesen Farbenumschlag hervorzurufen, bleibt unaufgeklärt, da ja bei dem festverschlossenen Sterilisator eine Kontrolle nicht möglich ist. Wir haben in unserer Klinik diese Kontrolle jahrelang durchgeführt, sind aber auch wieder davon abgekommen.

Denn nach dem heutigen Stande der bakteriologischen Wissenschaft werden die Bakteriensporen im strömenden Wasserdampf unter erhöhtem Druck (110° C) sicher abgetötet.

Abbildungen Nr. 59—60 zeigen Verbandstoff- und Wäschesterilisatoren. Auf die Bedienung derselben will ich nicht näher eingehen, weil das praktisch erlernt werden muß; bei Anschaffung eines solchen Apparates soll auf einfache Handhabung Wert gelegt werden. Geheizt werden sie mit Dampf, Gas, auch Petroleum und Spiritus findet bei kleinen Apparaten noch Anwendung.

Die Verband- und Wäschetrommeln kommen mit geöffnetem Schieberverschluß in den Apparat. Von dem Moment an, wo Dampfdruck und Dampftemperatur am Thermometer 100° C oder das Manometer eine Atmosphäre anzeigt, wird die Sterilisierzeit berechnet, die für Verbandstoffe eine Stunde, für Wäsche $1^1/_2$ bis 2 Stunden zu dauern hat. Nach beendeter Sterilisation wird der Apparat geöffnet und sobald aller Dampf aus dem Apparat entwichen ist, werden die Verbandtrommeln geschlossen. Die Verbandstoffe müssen vollkommen trocken sein; bleiben sie feucht, so ist am Apparat etwas nicht in Ordnung. Um den Sterilisierapparat stets bei tadellosem Funktionieren zu erhalten, ist es ratsam, ihn, auch wenn scheinbar alles in Ordnung ist, von Zeit zu Zeit von Fachleuten der Firma nachsehen zu lassen. Dadurch erspart man sich zeitraubende und oft recht kostspielige Reparaturen.

Das Sterilisieren und die Handhabung der Verbandstoffe muß sehr gewissenhaft ausgeführt werden, deshalb lerne man es stets praktisch und nicht aus Büchern.

Das Waschen der schmutzigen Verbandstoffe. Schmutzige Verbandstoffe werden zuerst eine Stunde in Lysolwasser eingeweicht, dann ausgedrückt und mit kaltem Wasser, Salmiak, Soda, Schmierseife und etwas $3°/_0$iger Wasserstoffsuperoxydlösung eine Stunde gekocht. Dann werden sie durchgewaschen, gespült, ausgezupft und zum Trocknen aufgehängt. Eitrige Verbandstoffe werden mit einer Kornzange aus dem Lysolwasser herausgenommen und in den Kochbehälter gelegt, nicht aber mit den Händen ausgedrückt. Die einzelnen Binden werden vor dem Kochen zusammengeschlungen, damit man sie nachher leicht wieder auseinander findet. Grundsätzlich soll man darauf halten, daß gewaschene Verbandstoffe, auch wenn sie wieder absolut steril gemacht worden sind, nicht mehr bei den frischen Wunden des Operationssaales, sondern auf den Stationen verwendet werden sollen.

Vioformgaze. Vioformgaze $2^0/_0$ig. Zu ihrer Herstellung kommen auf 1 kg Mull:

20,0 g Vioformpulver,
30,0 g Glyzerin,
$1^1/_2$ Liter $80^0/_0$iger Spiritus,

dazu Wasser, bis der Mull genügend feucht ist. Sterile Zubereitung der Vioformgaze: Der Mull wird abgewogen und sterilisiert. In einer größeren sterilen Emailleschale wird Vioform, Glyzerin und Spiritus gemischt, dann desinfiziert man sich selbst und macht auf einem steril abgedeckten Tisch die Vioformgaze fertig, indem die Gaze ordentlich in der Flüssigkeit durchgedrückt wird, bis alles aufgesogen ist. Dann wird die Gaze zum Trocknen ausgebreitet und in größere und kleinere Bindenstreifen geschnitten. Die Vioformgaze kann auch erst fertig gemacht und dann sterilisiert werden, wodurch indessen durch den Feuchtigkeitszutritt der Prozentsatz des Vioforms in der Gaze verringert wird.

Jodoformgaze $7-8^0/_0$ig.

Jodoformgaze. 500 g Gaze ist gleich $13^1/_2$ m. Man braucht:

25,0 g Jodoformpulver,
25,0 g Glyzerin,
500,0 g Alkohol,
500,0 g Äther.

Die Verarbeitung ist genau so wie bei der Vioformgaze, doch darf Jodoformgaze nicht im strömenden Dampf sterilisiert werden.

Bellocq-Tampon.

Man nimmt ein viereckiges Stückchen Gaze, faltet es in einen Längsstreifen (Abb. 61) und diesen wieder zu einem Viereck zusammen (Abb. 62). Eine Stopfnadel mit einem dicken, ungefähr 1 m langen Seidenfaden sticht man nun durch den Tampon und knotet ihn kreuzweise, so fest es geht, zusammen; eine Hilfsperson hält mit einer anatomischen Pinzette den Knoten fest, ehe man ihn fest zuzieht. Auf diese Weise kann der Faden nicht vom Tampon abrutschen. Die Tampons werden am besten in einem Beutelchen sterilisiert.

Mikulicz-Tampons.

Es sind große, viereckige, doppelte Gazelagen, in deren Mitte ein langer doppelter Seidenfaden durchgestochen und festgeknotet ist (Abb. 63). In einer großen Wundhöhle wird der Tampon ausgebreitet und da hinein wird mit langen Bindenstreifen fest austamponiert. Der Seidenfaden ist zum Herausziehen des Tampons bestimmt.

Abb. 61.

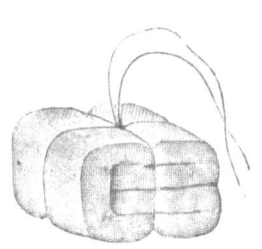

Abb. 62.

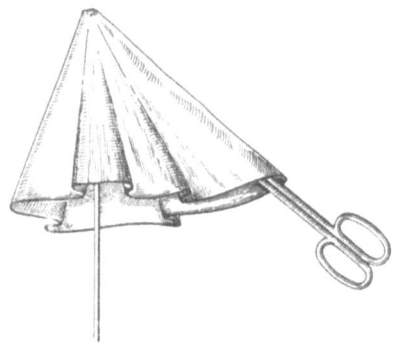

Abb. 63. Mikulicz-Tampon. (Aus „Bier-Braun-Kümmell, Chirurgische Operationslehre.")

Perltücher (Bauchkompressen).

Perltücher oder Bauchkompressen für Bauchoperationen werden in der Regel aus Kambrikstoff gemacht, auch dichter Mull kann genommen werden. Kambrikstoff nimmt man doppelt, Gaze drei- bis vierfach. Die Größe der Perltücher richtet sich ganz nach den Gewohnheiten der Ärzte, eine zweckmäßige Größe ist 25 : 35 cm.

An allen Seiten müssen die Tücher gesäumt werden. An einer Ecke wird ein dicker Faden mit einer Holzperle befestigt, die oft auch numeriert wird. Glasperlen eignen sich nicht dazu.

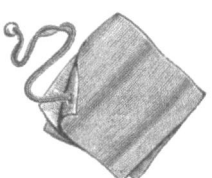

Abb. 64. Perltuch.

Sand zur Wundbehandlung.

Trockenen Sand schüttet man durch ein feines Haarsieb, füllt ihn in Säckchen, die aus doppeltem festem Stoff hergestellt sein müssen, und sterilisiert ihn zwei Stunden im strömenden Dampf. Wegen der Gefahr der Tetanusbazillen muß hier die Sterilisierzeit etwas länger wie gewöhnlich ausgedehnt werden. Dann werden die Sandsäcke in einer $10^0/_0$igen Sodalösung (100 g Soda auf 1 l destilliertes Wasser) tüchtig durchgedrückt und zum Abtropfen aufgehängt. Das Nachtrocknen geschieht in der Sonne oder in der Nähe der Heizung. Der Sand muß vollkommen trocken sein, bevor er gebraucht wird. Die Sandsäcke werden in einem sterilen Tuch aufbewahrt.

5. Nahtmaterial.
a) Seide.

Im Gebrauch ist starke, mittelstarke, feine und Gefäßseide zum Nähen und Unterbinden.

Leider haben die Firmen für die einzelnen Stärken verschiedene Nummern. Es wäre sehr zu wünschen, wenn sich die Firmen auf die gleichen Nummern einigen würden.

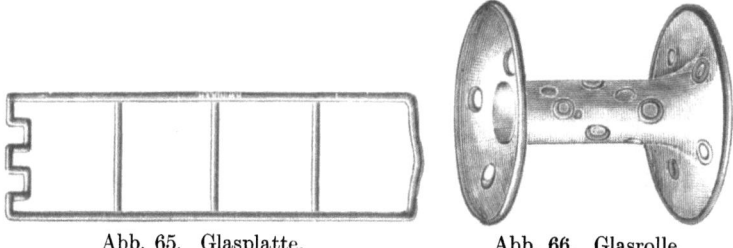

Abb. 65. Glasplatte.   Abb. 66. Glasrolle.

Feine Seide wird am besten auf kleine Glasplatten gewickelt, der Faden bleibt dann glatt und ringelt sich beim Nähen nicht. Die stärkeren Nummern wickelt man auf Rollen.

Oft werden Klagen laut, daß die Seide zu leicht reißt. Das liegt an der fehlerhaften Sterilisation derselben. In unserer Klinik haben wir wohl alle Methoden ausprobiert. Wir halten jetzt die Methode nach Doenitz für die einfachste und sicherste: Die Seide wird in einer $1^0/_{00}$ igen farblosen, chemisch-reinen Sublimatlösung gekocht und dann in absoluten Alkohol gelegt.

Zum Kochen eignet sich ein kleiner Emailletopf sehr gut, von dem nichts abgesprungen sein darf, weil sich sofort Rost bildet, der in Verbindung mit Sublimat dieses und die Seide braun färbt. Die Seide wird in das kochende Sublimat gelegt. Die feinen Nummern werden 5 Minuten gekocht, die stärkeren 10 Minuten. Das Alkoholgefäß, in das die gekochte Seide gelegt wird, muß s eril sein und einen gut abschließenden Deckel haben.

Für einen kleinen Betrieb und für den praktischen Arzt sind Kästen, wie sie die Abb. 67 und 68 zeigen, recht zweckmäßig. Von Zeit zu Zeit müssen sie gekocht und der Alkohol erneuert werden. Nach Möglichkeit ist zu vermeiden, daß die Seide zusammen mit den Instrumenten gekocht wird. Denn das Sodawasser macht den Faden weich, schlüpfrig und zerreißbar.

Die sterile Seide soll nicht mit blutigen Händen angefaßt werden; läßt sich dies nicht vermeiden, so muß sie nochmal gekocht werden. Häufiges Kochen aber beeinträchtigt die Haltbarkeit der Seide sehr, deshalb soll sie nur mit sterilen Händen angefaßt werden oder im absoluten Alkohol liegen bleiben, während der Faden mit einer reinen sterilen Pinzette und Schere abgeschnitten wird.

Die Fabriken liefern auch gebrauchsfertige Nähseide in zugeschmolzenen Glasröhrchen. Für den praktischen Arzt ist diese

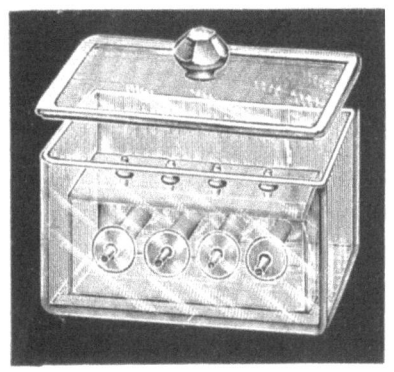

Abb. 67.   Abb. 68.
Aufbewahrungskästen für sterile Seide.

Form ein dringendes Bedürfnis. Die Glasröhrchen sind in der Regel sehr eng; es ist deshalb darauf zu achten, daß nach Eröffnen derselben das Fadenende nicht den äußeren Rand des Röhrchens berührt. Am besten ist es, die Seide sofort mit einer Pinzette aus der Glasröhre herauszunehmen und in ein steriles Gefäß mit absolutem Alkohol zu legen. Der Faden wird mit einer Schere und Pinzette in der Schutzflüssigkeit abgeschnitten, so daß das Fadenende sofort wieder untertauchen kann.

Auch in trockenem Zustande wird sterile Nähseide geliefert. Sie wird mit Papierpackung und Schachtel im Dampf sterilisiert und danach mit einem antiseptischen Mittel (Jod) imprägniert [1]).

Gefäßseide und Zwirn werden gekocht wie andere Seide. (Zubereitung der Gefäßnadeln siehe Gefäßnaht, Seite 154.)

---

[1]) Gute Seide bezieht man von Decker-Hannover, Georg Haertel-Berlin, Moritz Böhme-Berlin.

b) Katgut.

Die Herstellung des Katguts in den verschiedenen Phasen von der Entnahme der Därme bis zum fertigen Faden in allen Einzelheiten zu schildern, ist Sache der Firmen, und diese haben denn auch eingehende Beschreibungen des ganzen Verfahrens gegeben. Leider macht die Arbeit der Firmen da Halt, wo die der Operationsschwester anfängt. Welche Operationsschwester hat sich nicht schon schwere Sorgen über die weitere Behandlung des sterilen Katguts gemacht, vor allen Dingen dann, wenn nach einer aseptischen Operation noch unberührtes Katgut, das man aber so für eine andere Operation nicht mehr gebrauchen darf, übrig blieb; also was tun? Wegwerfen? — Ich glaube, das taten die meisten, wußten sie ja nicht, wie dieses Katgut am sichersten keimfrei gehalten werden konnte. In unserer heutigen teuren Zeit aber sollte man sich auch hier größter Sparsamkeit befleißigen; denn man kann gebrauchtes Katgut, welches bei aseptischen Operationen übrig bleibt, sehr gut wieder sterilisieren. Bei septischen Eingriffen, wie Peritonitis, Empyem usw. soll man dagegen nur soviel Katgut, wie eben notwendig ist, den Packungen entnehmen, und bleibt davon etwas übrig, dieses wegen der großen Infektionsgefahr, wegwerfen. Natürlich hat das Wiedersterilisieren des Katguts mit der größten Gewissenhaftigkeit zu geschehen, auch muß das Katgut vor dem Gebrauch bakteriologisch untersucht werden.

Schachtelkatgut ist gebrauchsfertig und vollkommen steril, es soll es wenigstens sein. Doch erkundige man sich stets bei der Firma, ob das Innere der Schachtel und somit die Außenseite der Packung steril ist. Von großer Wichtigkeit aber wäre es, wenn sich jede Firma zur strengsten Regel machen wollte, die innere Beschaffenheit der Schachtel außen genau zu vermerken. Solange dies aber nicht geschehen ist, rate ich jeder Operationsschwester, die Außenseite der Papierumhüllung und das Innere der Schachtel als nicht steril zu betrachten, denn die Pappschachteln lassen sich nicht in dem Maße keimfrei machen, daß man sie als steril betrachten könnte, und Sporen, die überall in der Tiefe sitzen, können bei Pappschachteln nicht abgetötet werden. Da ständig an der Verbesserung unseres Nahtmateriales gearbeitet wird, so ist auch zu hoffen, daß die ebenso wichtige Frage, eine vollkommen sterile Verpackung zu erzielen, mit der Zeit gelöst wird.

Traut man also der Sterilisation der Katgutpackungen nicht, so werden die Päckchen mit der Umhüllung noch 24 Stunden in eine sterile Schale mit Jod-Jodkaliumlösung (s. Abb. 69) und dann in absoluten Alkohol gelegt, oder man läßt vorsichtig die Papierhüllen öffnen und nimmt das Katgut mit einer sterilen Pinzette heraus. Ein Herabgleitenlassen des Katgutringes aus der Papierumhüllung auf ein steriles Tuch darf nicht geschehen, weil die Ränder des Papiers vom Anfassen unsteril geworden sind.

Es ist ferner zu empfehlen, nach Herausnahme des Katgutringes aus der Papierumhüllung jede Stärke für sich in einem sterilen Glasgefäß aufzubewahren. Noch besser ist es, das Katgut auf kleine sterile Glasrollen zu wickeln und in eine sterile Schale mit 80%igem Spiritus oder absolutem Alkohol zu legen. Ein großes Durcheinander von Fäden wird dadurch vermieden; auch der Asepsis wegen ist es sehr wichtig, daß immer nur so viel Katgut an der Luft liegt, wie gerade gebraucht wird.

Nun kommt es häufig vor, daß ganze Päckchen Katgut nicht mehr einwandfrei steril sind. Man legt sie dann am besten in folgende Lösung:

    Jod. pur.   7,5
    Kali jod.   10,0
    Spiritus 80%ig. 1000,0

Diese Lösung entspricht in ihrer Jod-Jodkaliumzusammensetzung der Lugolschen Lösung, in der das Wasser, welches das Katgut weich macht, durch Spiritus ersetzt wird. Das unsteril gewordene Katgut, nicht Rohkatgut, wird am zweckmäßigsten steril auf kleine sterile Glasrollen aufgewickelt (läßt man es in der Papierumhüllung, so ist es nachher viel schlechter zu verarbeiten), wobei darauf zu achten ist, daß das Katgut nicht zu dicht gewickelt wird, damit die desinfizierende Lösung an alle Fäden herankommen kann. Die Glasrollen bzw. Glasplatten legt man in ein steriles Glasgefäß mit dicht abschließendem Deckel (Abb. 69) und gießt von der Lösung soviel hinein, bis das Katgut bedeckt ist. Nach drei Tagen wird das Katgut in ein zweites steriles Gefäß gelegt und absoluter Alkohol aufgegossen, aus dem heraus es dann gebraucht werden kann. Absoluter Alkohol ist hierbei besser, weil er den Faden härter macht als 80%iger Spiritus. Das Katgut ist vor dem Gebrauch bakteriologisch zu untersuchen.

Die abgegossene Jod-Jodkalilösung kann wieder verwendet werden; ist sie zu hell geworden, verstärkt man sie durch Hinzusetzen frischer Lösung. Tritt eine zu dunkle Braunfärbung ein, was bei Verwendung von Jodkatgut sehr bald zu geschehen pflegt, so muß die Lösung vollständig ergänzt werden, weil sonst das Katgut aufquillt und leicht schmierig wird. Die abgegossene zu dunkle Lösung wird zur Hälfte mit 10%iger Jodtinktur gemischt und zur Hautdesinfektion verwendet.

In großen Krankenhäusern und Kliniken wird auf Zylinder gewickeltes Katgut verwendet, welches zur Weiterverarbeitung oder auch völlig steril und gebrauchsfertig — das letztere ist praktischer — von der Firma geliefert wird. Eine Gebrauchsanweisung liegt immer bei. Außer den Zylinderpackungen ist das Knäuelkatgut für einen größeren Betrieb sehr zu empfehlen. Die sterilen Knäuel, welche völlig gebrauchsfertig geliefert werden, nimmt man mit einer sterilen Pinzette vorsichtig aus der Papierumhüllung heraus, stellt sie in passende, von der Firma gelieferte Glasgefäße und gießt absoluten Alkohol darauf. Das Katgut kann sofort verwendet werden. Die Glasgefäße müssen steril sein, sie werden am besten zwischen Wäsche gelegt und mit dieser sterilisiert oder im Trockensterilisator eine Stunde bei einer Temperatur von

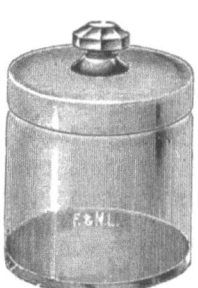
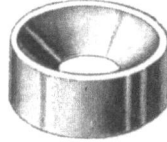
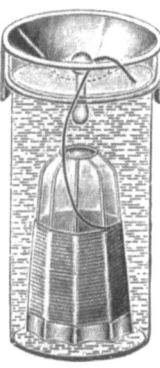

Abb. 69. Glasbehälter für Katgut.   Abb. 70. Schutzstülpe aus Metall.   Abb. 71. Katgutglas.

160—200° keimfrei gemacht. Beim Auskochen zerspringen die Gläser sehr leicht. Für einen großen Betrieb ist es zweckmäßig, die Knäuel einzeln je in einem Glasgefäß zu haben. Man kann aber auch in einem breiteren Gefäß mehrere Knäuel fertig vorbereitet halten, wo dann jedes für sich von einer durchlöcherten Glasglocke gehalten wird. Wenn man darauf achtet, daß stets der richtige Faden genommen wird, verwirren sich die Fäden der Knäuel nicht. Es ist streng darauf zu achten, daß das Katgut von dem Alkohol ganz bedeckt ist, und daß der Endfaden nach dem Gebrauch wieder in die Lösung untergetaucht wird.

Wird Zylinderkatgut verwandt, so liefert die Firma dazu ebenfalls passende Gläser, die aber auch keimfrei gemacht werden müssen, bevor das Katgut hineingestellt wird. Auf den Boden der Gläser wird eine sterile Mullkompresse gelegt, damit nicht Glas auf Glas steht. Die Gebrauchsanweisung ist genau zu beachten. Die Lösung, in der dieses Katgut steht, ist genau so zu behandeln, wie bei dem Schachtelkatgut. Um die Haltbarkeit des Zylinderkatguts nach der Schlußbehandlung mit Jod (siehe Gebrauchsanweisung) zu erhöhen, ist es am besten, den Alkohol nach 24 Stunden abzugießen und durch frischen 80%igen zu ersetzen. Die Lösung wird ebenfalls so weitergebraucht, wie anfangs bei dem Schachtelkatgut beschrieben worden ist.

Werden Katgutgläser verwandt, die außen nicht steril sind, so müssen sie mit auskochbaren, vernickelten Schutzstülpen (Abb. 70) versehen werden, die in der Mitte eine nicht zu kleine Öffnung zum Durchleiten des Fadens haben. Es muß streng darauf geachtet werden, daß das Fadenende unsteriles Glas nicht berührt.

Die Durchführung einer strengen und stets absolut zuverlässigen Keimfreihaltung des Katguttisches ist nicht leicht. Braun-Melsungen (Fabrik Kuhn, Katgut) empfiehlt den in Abb. 72 dargestellten Katguttisch. Ein Tuch muß hierfür entsprechend der Weite und Zahl der Katgutgläser gelocht werden; die Räume zwischen den Löchern werden durch Bandumsäumung und Bandgegenlegung verstärkt. Dieses Tuch wird sterilisiert.

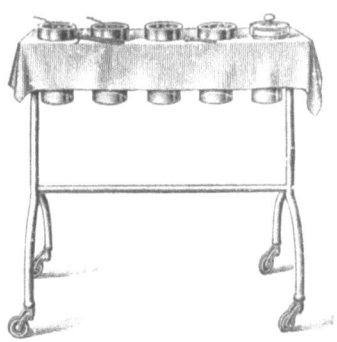

Abb. 72. Die Gläser von außen unsteril mit sterilen Schutzstülpen und sterilem Tuch.

Vor dem Gebrauch werden die Glasdeckel abgenommen und auf ein steriles Tuch gestellt. Vorsichtig wird das gelochte Tuch über die Katgutgläser gebreitet und die jedesmal frisch ausgekochten Nickelrandstülpen (Abb. 70) auf die einzelnen Gläser gesetzt. Nach der Operation werden die Nickelrandstülpen abgenommen, die ebenfalls jedesmal frisch ausgekochten Glasdeckel auf die Gefäße aufgesetzt und dann erst das Tuch abgenommen, weil sonst beim Hochheben des auf der Unterlage nicht mehr sterilen Tuches Keime in die offenen Gefäße kommen können. Ferner ist darauf zu achten, daß das Fadenende nach dem Gebrauch in die Lösung, in der das Katgut steht, hineingetaucht wird.

In unserer Klinik stehen die ausgekochten Katgutgläser auf einem steril abgedeckten Tisch, und zwar so, daß 3 bis 4 Gläser der gleichen Nummern, die wir stets gebrauchsfertig haben, hintereinander stehen. Wird beim Operieren ein Glas leer, so hat man sofort richtigen Ersatz. Während der Operation decken wir die Gläser von allen Seiten gut steril zu, vor die vorderste Reihe wird ebenfalls ein Tuch gesteckt, so daß sämtliche Gläser bedeckt sind und nur so viel freibleibt, wie zur Entnahme der Fäden nötig ist.

Um die Gläser steril zu halten, werden sie täglich von außen mit Spiritus abgewaschen, die Glasdeckel und Glaseinsätze gekocht, der Tisch, während man die Gläser solange auf einen daneben stehenden sterilen Tisch stellt, frisch steril gedeckt und mit zwei sterilen Tüchern gut zugedeckt.

Für eine Einzeloperation werden die äußeren Tücher zurückgeschlagen, bei mehreren Operationen nimmt man sie vorher vorsichtig ab und verfährt wie oben angegeben.

Die Desinfektion von Rohkatgut ist sehr umständlich. Das fertig zubereitete Katgut muß vor dem Gebrauch bakteriologisch untersucht werden, weil die Lücken meist voll von Keimen und Sporen sitzen, denen durch die gewöhnliche Sterilisiermethode schwer beizukommen ist. Deshalb überlasse man das lieber den Firmen, oder verlange jedenfalls die genaue Vorschrift[1]).

Das Katgut muß stets mit der größten Gewissenhaftigkeit und Sorgfalt behandelt werden, denn vom Nahtmaterial hängt zum großen Teil der gute Heilerfolg ab.

c) Silkworm

wird auch hin und wieder zum Nähen verwendet. Es wird genau so sterilisiert wie Seide, kann auch zusammen mit den Instrumenten gekocht werden, ist aber ein kostspieliges Material; auch sind die Fäden recht starr, was das Nähen sehr erschwert.

d) Draht.

Draht wird mit den Instrumenten gekocht. Am besten bewährt sich der Aluminiumbronzedraht. Um starken, zu harten Draht biegsam und weich zu machen, wird er über einer Flamme durchgeglüht.

e) Pferdehaare.

Pferdehaare werden bei Gaumen- und bei Hasenschartennähten häufig gebraucht. Man sterilisiert sie wie folgt: Starke schwarze Pferdehaare, $1/2$ Meter lang, werden zunächst in heißem Wasser und mit Schmierseife gut gereinigt. Dann werden immer drei Haare über dem Finger zu einem Röllchen zusammengewickelt und 24 Stunden in Äther gelegt. Darauf werden sie an drei Tagen je 20 Minuten in einer $1^0/_{00}$igen säurefreien Sublimatlösung gekocht und in der Zwischenzeit in $95^0/_0$igen Alkohol gelegt, worin sie auch bis zum Gebrauch aufgehoben werden.

Sterile Pferdehaare werden von denselben Firmen, die auch sonst Nahtmaterial haben, geliefert.

---

[1]) Katgutfirmen: Pfriemer in Nürnberg, Dronke in Ehrenfeld bei Köln, das Kuhnsche Katgut der Firma Braun-Melsungen, Braun-Hamburg.

6. Skalpelle, Schalen, Bürsten.

Frisch geschliffene Skalpelle werden nach Möglichkeit nicht gekocht; sie werden zuerst mit Alkohol gut abgerieben und wenn es geht, schon einen Tag vor der Operation in eine sterile Schale mit absolutem Alkohol oder Seifenspiritus gelegt. Auf den Boden des Gefäßes wird eine sterile Mullkompresse gelegt, damit die Schneiden nicht beschädigt werden und sich nicht gegenseitig berühren, oder die Messer werden im Messerrahmen in den Alkohol hineingestellt. Wer das Kochen der Messer für nötig hält, bewickle die Schneide gut mit Gaze, denn durch ein Zusammen-

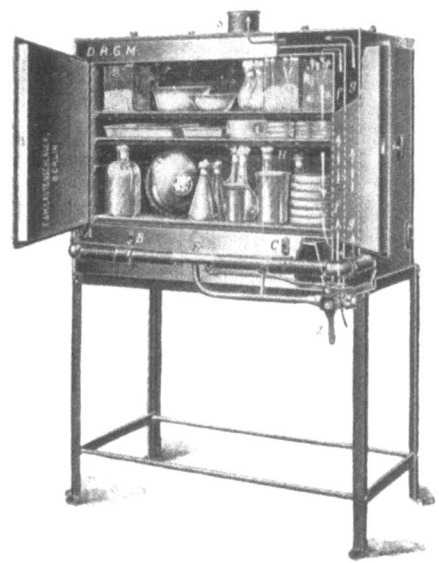

Abb. 73. Heißluftsterilisator.

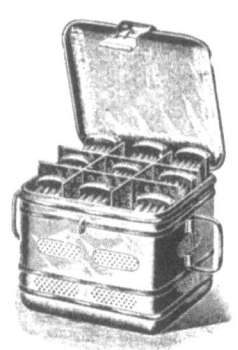

Abb. 74. Bürstenkessel.

stoßen mit den Instrumenten wird die Schneide stumpf, man läßt sie dann aber nur einige Minuten kochen.

Wir haben unsere Messer ständig im Seifenspiritus liegen und haben sie so stets steril bereit.

Nach jedem Gebrauch sollen die Skalpelle geschliffen werden. Will man sie nicht zum Instrumentenmacher geben, so zieht man sie selbst auf einem Streichriemen mit etwas Paste ab; dazu ist noch ein Fettstein und etwas Öl nötig. Das Schleifen ist nicht schwer zu erlernen, man muß es sich nur richtig zeigen lassen, auch finden sich überall Wärter, die das Abziehen der Messer sehr gut verstehen und diese Arbeit mit übernehmen können.

Alle Schalen, welche im Operationssaal gebraucht werden, müssen vor und nach der Operation gekocht werden. Größere Schalen, welche nicht in den Instrumentenkocher hineinpassen, werden im Verbandstoffsterilisator sterilisiert oder mit Spiritus ausgebrannt.

Sehr praktisch sind die in großen Kliniken, besonders in Entbindungsanstalten vorhandenen Heißluftsterilisatoren (Abb. 73), in denen Schalen, Irrigatoren usw. mindestens eine halbe bis eine Stunde zu 200° erhitzt und bis zum Gebrauch aufbewahrt werden.

Bürsten werden 10 Minuten gekocht oder eine Stunde im strömenden Dampf sterilisiert. Es sollen immer möglichst viele vorhanden sein. In einem kleinen Betrieb legt man die sterilen Bürsten in eine Schale mit Sublimat. Bei größerem Bedarf werden sie am besten in einer Verbandtrommel (Abb. 74), in einem

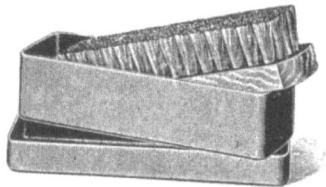 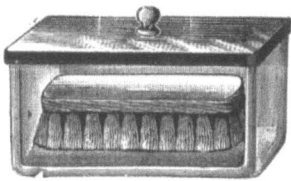

Abb. 75. Nickelkasten zum Mitnehmen einer sterilen Bürste.   Abb. 76. Glasbehälter für sterile Bürsten.

kleinen Weidenkörbchen oder in einem Leinenbeutel sterilisiert. (Weidenkörbchen siehe Gummihandschuhe S. 29.) Die Bürsten bleiben in diesem Behälter oder werden in eine sterile Schale gelegt.

Die gebrauchten Bürsten kommen in einen besonderen Behälter. Sie werden gut durchgespült, zum Trocknen auf eine Fensterbank gelegt und wieder frisch sterilisiert. Die Bürsten dürfen aber nicht dauernd in einer desinfizierenden Flüssigkeit liegen bleiben, sondern sie müssen täglich getrocknet werden, sonst werden sie zu leicht morsch.

7. Operationswäsche und Gummischürzen.

Zur Herstellung von Operationswäsche muß stets festes Leinen genommen werden.

Wir haben in unserer Klinik folgende Größen:

Große Tücher	250 : 92	cm
Große Lochtücher	250 : 92	„
Kleine Lochtücher	120 : 80	„
Mittelgroße Tücher	100 : 80	„
Handtücher	52 : 45	„

Die Länge der großen Tücher entspricht der des Operationstisches. „Lochtücher" haben in der Mitte einen oval ausgeschnittenen und gesäumten Schlitz. Größe 28:20 cm.

Operationsmäntel sollen lange Ärmel haben, die man unten zuknöpfen oder zubinden kann, denn kurze Ärmel an Operationsmänteln sind eine große Gefahr für die Asepsis.

Unbedingt erforderlich sind für den Operationssaal 2—3 Wolldecken.

Wäsche, Wolldecken usw. müssen gezeichnet oder gestempelt sein, damit sie nicht in anderen Räumen und für andere Zwecke verwendet werden.

Als Mundmasken für die Operateure verwenden wir in unserer Klinik Tücher aus leichtem Leinen- oder Batiststoff, mit Bändern versehen (Länge 35 cm, Breite 20 cm), auch doppelte genähte Gazelagen mit Bändern genügen für diesen Zweck.

Nach dem Gebrauch werden sie gewaschen, in Sodawasser gekocht, wenn sie trocken sind, geplättet und in einem Behälter oder Tuch sterilisiert. Mundmasken müssen in genügender Menge vorhanden sein. Dasselbe gilt für Kopfkappen, falls die Operateure solche aufsetzen.

Zur Herstellung von Gummischürzen eignet sich am besten das dunkle, rotbraune Gummituch. Mosettigbatist ist dafür nicht zu empfehlen, weil der Stoff sehr bald durchlässig wird und sich von Blutflecken schlecht reinigen läßt. Blutige Gummischürzen werden zur Reinigung in warmes — nicht heißes — Sodawasser gelegt, dem man etwas 3%ige Wasserstoffsuperoxydlösung zusetzt; dann werden sie von beiden Seiten gut gebürstet und zum Trocknen aufgehängt. Mit Eiter beschmutzte Schürzen werden erst eine Stunde in Lysol- oder Karbolwasser gelegt. Auf keinen Fall dürfen Gummischürzen mit kochendem Wasser begossen werden. Der Gummi wird dadurch rissig und platzt ab, auch die Blutflecke gehen dann nicht wieder heraus.

Vorrätige Gummischürzen müssen stets hängend aufbewahrt werden, weil sie zusammengelegt im Kniff brüchig werden.

Gummischuhe oder Holzpantoffeln müssen täglich mit Lysol- oder Karbolwasser abgewaschen und mit flüssigem Paraffin oder Vaseline eingerieben werden.

V. Der Operationssaal und seine Pflege.

Wenn wir heute unsere modernen und praktisch eingerichteten Operationssäle sehen, so kommt uns kaum der Gedanke, daß man vor einigen Jahrzehnten von alledem noch gar keine Ahnung hatte. Der Chirurg der vorantiseptischen Zeit operierte fast alle seine Kranken im Hause und vermied ängstlich die Benutzung des Krankenhauses, und das hatte seinen Grund darin, daß Wundinfektionen, die in so großem Maße die Operierten dahinrafften, weit seltener auftraten, wenn man die Operationen in der Wohnung der Kranken vollzog. Die früheren Operationssäle galten als Brutstätten von Infektionsherden, weil sehr geringer Wert auf die Sauberkeit gelegt wurde. Muß doch jeder Ort, an welchem häufig Kranke mit infizierten Wunden behandelt werden, eine Brutstätte von Infektionskeimen werden, wenn man nicht auf das Sorgfältigste den Eiter und die ansteckenden Wundprodukte entfernt.

Alles das kennt man heute nicht mehr. In unseren großen Krankenhäusern sind in der Regel zwei Operationssäle, um septische von aseptischen Operationen trennen zu können, wenn nicht gerade Raum, Mittel oder Lehrzwecke dem Hindernisse in den Weg stellen. Wird nur über einen Operationssaal verfügt, so ist ganz besondere Vorsicht und Gewissenhaftigkeit nötig, denn das, was man bei zwei Operationssälen durchführen kann, nämlich daß sämtliche Gerätschaften, Instrumente, Tische usw., auch das Personal gesondert bleiben, fällt hier weg.

Wie verfährt man mit den eiterbeschmutzten Operationsgegenständen? Sind die Instrumente für eitrige Operationen gebraucht worden, so legt man sie, bevor sie gekocht werden, ungefähr eine halbe Stunde in 3%iges Karbol- oder Lysolwasser. Auch muß unbedingt vermieden werden, eitrige Instrumente unter fließendem Wasser sofort abzubürsten, weil zu leicht die Eiterkeime verspritzt werden können. Werden sie schnell wieder gebraucht, so bürstet man sie mit behandschuhten Händen vorsichtig im Karbolwasser ab und kocht sie eine Viertelstunde.

Operationstische und Kissen, die mit Eiter beschmutzt sind, müssen gut mit Lysol- oder Karbolwasser abgewaschen werden. Eitrige Verbandstoffe und Wäsche sollen nie auf den Boden geworfen werden, sondern in einen hierfür bereit zu haltenden Korb, der täglich mit Lysol- oder Karbolwasser abgebürstet werden muß. Auch sollen schmutzige Verbandstoffe usw. auf keinen Fall mit den Händen angefaßt werden, sondern man nehme dazu eine alte, lange Kornzange, die nur hierfür gebraucht wird, oder eine in Abb. 77 dargestellte, eigens hierfür angefertigte Zange. Sie wird täglich ausgekocht und hat stets ihren bestimmten Platz in einem Gefäß mit 5%igem Karbolwasser.

Die Reinigung des Operationssaales. Auch im Scheuern und Reinemachen muß die Operationsschwester bewandert sein, um dem Personal die richtige Anleitung zu geben oder auch selbst mit Hand anlegen zu können. Eine Operationsschwester, die nur mit Instrumenten umzugehen versteht und keine Ahnung vom Reinemachen hat, wird stets nur unvollkommen ihren Posten ausfüllen können. Denn Staub und Schmutz sind die gefährlichsten Feinde eines ungestörten Wundverlaufs. Unsere heutigen Operationssäle sind dank der modernen Technik so eingerichtet, daß sich Staub und Schmutz gar nicht ansammeln kann. Es sind in der Regel hohe Räume mit glatten Wänden, welche von oben bis unten mit weißen Kacheln ausgelegt sind, damit aller Schmutz sofort auffällt und alles leicht gereinigt werden kann. Die Reinigung muß sachgemäß vor sich gehen, sie soll zu gleicher Zeit eine Desinfektion sein, deshalb soll mit Seife, Soda und Lysol nicht gespart werden. Auf einen Eimer heißes Wasser kommt eine Handvoll Soda, eine Handvoll Schmierseife und ungefähr 150 ccm Lysol. Alles wird gut durcheinander gerührt. In einen zweiten Eimer kommt reines heißes Wasser zum Nachspülen. Man geht ganz systematisch vor. Alle Gerätschaften, Tische, Stühle, Körbe usw. werden im Operationssaal zusammengestellt und der Reihe nach gut abgeseift oder mit weichen Bürsten abgebürstet. Gestrichene Gerätschaften dürfen nicht gebürstet werden. Was fertig ist, wird in die Nebenräume gestellt. Sind die Wände so beschaffen, daß sie abgewaschen werden können, so muß das bei jeder gründlichen Reinigung des Operationssaales geschehen. Können die Wände nicht abgewaschen werden, so wird ein feuchtes Tuch um einen Besen gebunden und damit die Wände gleichmäßig abgerieben. Das Tuch muß so oft ausgewaschen werden, als es noch Unreinigkeiten in sich aufnimmt.

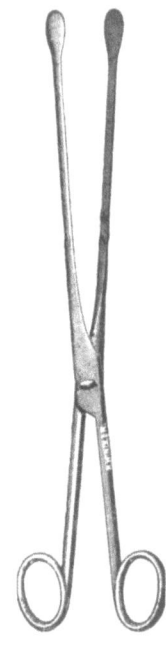

Abb. 77. Zange zum Aufsuchen der schmutzigen Verbandstoffe.

Das Lysolwasser sowie das reine Wasser ist oft zu erneuern.

Größte Sorgfalt ist dem Fußboden zuzuwenden. Jeder Operationssaal, und ist er noch so klein, hat ein Abflußrohr, was die Reinigung wesentlich erleichtert, weil dann das Wasser immer Abfluß hat. Reichliches Lysol-Seifenwasser macht den Steinfußboden klar und sauber, natürlich müssen die Fliesen tüchtig mit dem Schrubber bearbeitet werden. Mit einem Schlauch, der an die Wasserleitung angeschraubt werden kann, werden die Wände und der Fußboden nach dem Scheuern gut mit heißem Wasser abgesprengt. Ein Gummischieber (Abb. 79), ähnlich wie ihn die Straßenreiniger haben, eignet sich sehr gut, die Wassermengen nach dem Abflußrohr zu bringen. Nach dem Absprengen wird mit

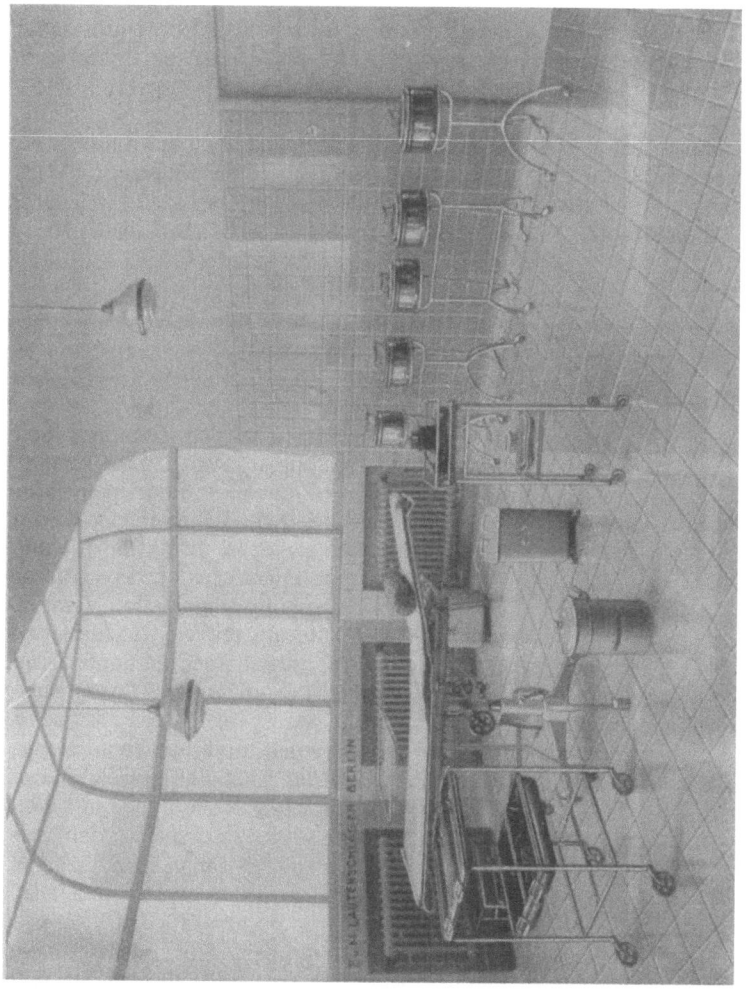

Abb. 78. Abbildung eines Operationssaales.

Scheuertüchern und heißem Sodawasser aufgewischt. Werden Scheuertücher gleich von Anfang an genommen, so werden Infektionskeime sehr leicht überall hingeschwemmt und bleiben an den Händen haften.

Besonders rein müssen auch die Fenster gehalten werden. Je sorgfältiger und gründlicher die Reinigung vorgenommen wird, desto mehr Freude macht es, in einem solchen Raume zu arbeiten. Zu guter Letzt kommt es immer wieder dem Kranken zugute.

Künstliche Beleuchtung. Zur künstlichen Beleuchtung eignet sich am besten elektrisches Licht. In den modernen Operationssälen ist es so angebracht, daß die Strahlen mittels eines Reflektors (Siemens & Schuckert) auf das Operationsfeld fallen.

Bogenlampen, die heruntergezogen werden, sind aus dem Operationssaal zu verbannen. Auf ihnen sammelt sich Staub an, der beim Herunterziehen in die Wunde und auf die aseptischen Sachen fällt.

Temperatur. Die Temperatur muß 22—25° C betragen. Heizkörper sollen so angebracht sein, daß sie nicht Staubfänger sind.

Operationstische. Alle Operationstische, fahrbaren Tragen, Instrumententische sollen möglichst aus Metall hergestellt sein. Sie müssen so einfach wie möglich zu bedienen und gut zu reinigen sein. Der Kranke wird fast immer auf dem Operationstisch gefesselt, damit er beim Operieren fest und sicher liegt. Die Riemen und Gurte müssen jedem Operationstisch angepaßt sein. Der Kranke

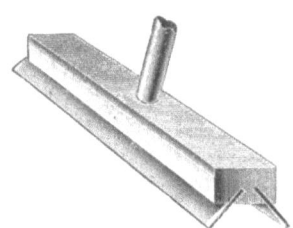

Abb. 79. Gummischieber. In dem hölzernen Querbrett sind 2 fingerdicke Gummiplatten eingefügt.

muß bequem liegen können. Zur Polsterung haben wir für jeden Tisch je ein größeres und kleineres Faktiskissen, entsprechend der Länge und Breite der Tische, welche mit festem Gummituch bezogen sein müssen.

Das im Operationssaal tätige Personal muß mit den Handgriffen zur Beckenhoch- und -niederlagerung, Einstecken von Beinhaltern vollkommen vertraut sein. Man übe so lange mit dem Personal, bis alle Handgriffe klappen.

Die Operationstische sind täglich nachzusehen und zu ölen.

a) Morgenarbeiten im Operationssaal.

Die Arbeiten im Operationssaal können nicht nach einem bestimmten Prinzip eingeteilt werden. In jeder Klinik richte sich die Operationsschwester genau nach den bestehenden Vorschriften.

Schwestern sowohl wie Wärter und Wärterinnen müssen ihre Arbeit genau kennen und sie sehr gewissenhaft ausführen.

In kleinen Kliniken kann eine Operationsschwester ganz gut alles übersehen. In größeren Betrieben sind mindestens zwei

Operationsschwestern notwendig, die sich etwa so in die Arbeit teilen, daß die eine Operationsschwester das Kochen der Instrumente und alles, was direkt mit der Operation zusammenhängt, übernimmt, während die andere das Zurechtstellen der Schalen usw. besorgt und Narkosen- und Verbandtisch in Ordnung hält. Ist nur eine Operationsschwester da, so muß einen Teil der Arbeit die zuverlässigste Wärterin ausführen. Diese hat dann etwa folgendes zu tun. Zurechtstellen der Wäsche- und Verbandkessel, der Alkohol- und Sublimatschalen, der Bürsten usw. Der Narkosentisch muß sehr genau zurecht gemacht werden. Dazu gehört: Aufmachen der Ätherflaschen, Tropfer ausprobieren, Masken beziehen, Stieltupfer, Mundsperrer, Zungenzangen, Handtücher, Brechschalen zurechtlegen, kleine Spritzen, Kanülen, Morphium, Kampfer bereitstellen.

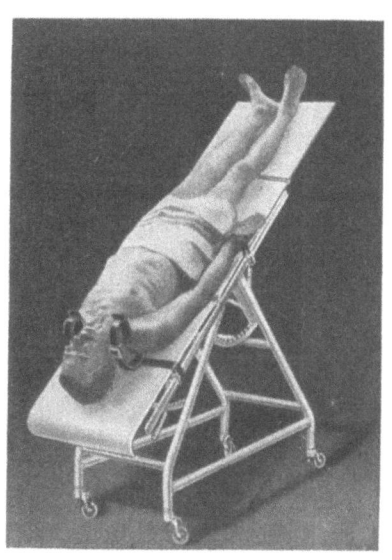

Abb. 80. Operationstisch nach Dönitz.

Alle Flaschen im Operationssaal müssen nachgesehen und gefüllt werden; nichts ist störender, als wenn etwas gebraucht wird, das erst geholt werden muß.

Vorhandene Narkosenapparate müssen von der Operationsschwester geprüft und zurechtgemacht werden.

Größere Mengen warmer physiologischer Kochsalzlösung müssen bereitgestellt werden.

Alle die kleinen Tische, die für die Instrumente usw. gebraucht werden, sind vor und nach dem Gebrauch mit Lysolwasser abzuwaschen.

Eine andere Wärterin übernimmt das feuchte Staubwischen und das Aufwischen der Fußböden; ist noch eine Wärterin da, so wird diese Arbeit getrennt.

Eine gesundheitsgefährliche Wirkung besitzt der Staub. Deshalb wird man eine größere Reinigung stets den Tag vorher vornehmen, denn unbedingt muß vermieden werden, vor einer Operation zuviel Staub aufzuwirbeln, der dann auf die Wunden und auf die aseptischen Sachen fällt. Staub setzt sich allmählich auf den Boden und auf alle Gegenstände, deshalb soll im Operationssaal nie trocken gefegt oder trocken Staub gewischt werden. Die Gegenstände und Möbel usw. im Operationssaal und der Nebenräume werden mit einem feuchten Tuch abgerieben, der Fußboden wird mit heißem Sodawasser aufgewischt, sofort hinterher gefegt und eventuell noch einmal mit frischem, heißem Wasser nachgewischt. Der Operationssaal und die Nebenräume müssen bis zum Beginn des Operierens in Ordnung sein.

Alle überflüssigen Unterhaltungen sind bei der Arbeit zu unterlassen.

Dem Personal gegenüber muß die Operationsschwester sicher und bestimmt auftreten können, sie muß im Dienst streng, aber gerecht sein, auch nicht unnötig Fehler rügen. Sie kann sich nur dann Vertrauen erwerben, wenn sie selbst etwas kann und auch unermüdlich mit tätig ist.

b) Vorbereitung zur Operation.

Die eigentlichen Vorbereitungen zur Operation selbst muß die Operationsschwester mit allergrößter Sorgfalt ausführen.

Schon am Abend vorher legt man sich am besten die Instrumente zurecht und geht dabei in Gedanken alle Operationen durch, die angesetzt sind. Handelt es sich um einen großen Betrieb und sind genügend Instrumente vorhanden, so werden diese auf verschiedenen Sieben in folgender Weise geordnet.

1. Weichteilinstrumente: Arterienklemmen, Scheren, Pinzetten, Haken, Deschampsche Nadeln, Sonden, Kornzangen, Stieltupfer, Tuchklemmen.

2. Laparotomieinstrumente: Mikuliczklemmen, alle Sorten Bauchhaken, Darmklemmen, Quetschzangen, Gallenblaseninstrumente, Blaseninstrumente usw.

3. Knocheninstrumente: Alle Sorten Meißel, Hammer, Luersche Zangen, Listonsche Knochenschere, Rippenschere, Bohrer, Drahtführer, Draht, Drahtinstrumente, Elevatorien, Raspatorien, scharfe Löffel, Sägen, Sequesterzange, einzinkige Knochenhaken.

Die älteren Instrumente mit Holzgriffen haben fast alle Metallgriffe erhalten; alle Instrumente sollen so einfach wie möglich hergestellt sein und möglichst aus einem Stück bestehen.

Instrumente werden durch 5—10 Minuten langes Kochen sterilisiert. Sie müssen selbstverständlich vom Wasser vollständig bedeckt sein und die Kochzeit darf erst vom Wallen, nicht aber vom Perlen des Wassers an, gerechnet werden.

Da das Metall im gewöhnlichen Wasser rostet, so wird ihm Soda zugesetzt. (2 Eßlöffel chemisch reiner Soda auf einen Liter Wasser $3°/_0$ ig.) Auch wird empfohlen, etwa 10 ccm Lysol auf ein Liter

Sodawasser hinzuzusetzen, weil dadurch der weiße Niederschlag, der sich von Soda bildet, und das Rosten besser vermieden wird. Wir haben auch einen neueren Vorschlag, durch Zusatz von Natronlauge zum Wasser (2,5 g auf 1 Liter Wasser) das Rosten zu vermeiden, längere Zeit ausprobiert, sind aber bei unserer seit Jahren bewährten Methode geblieben. Nach unserer Erfahrung werden die Instrumente am besten in Sodawasser gekocht, und zwar nicht in der üblichen $3^0/_0$igen, sondern in einer $10^0/_0$igen Lösung (100 g auf 1 Liter Wasser). Das Rosten der Instrumente wird sicher vermieden.

Sind die Instrumente aber schlecht vernickelt, was man an dem bläulichen Glanz sofort wahrnimmt, rosten sie trotz aller Bemühungen.

Von allen Sterilisationsprozeduren schädigt die Sodasterilisa-

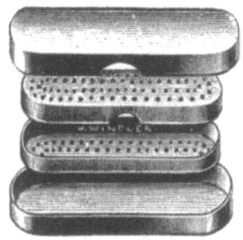
Abb. 81.

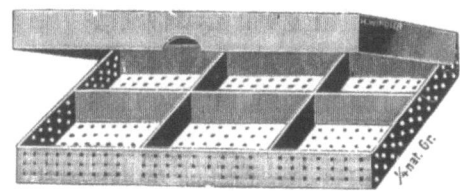
Abb. 82.
Nadelkästchen.

tion am wenigsten die Metallinstrumente. Zweckmäßig ist es, die nötigen Utensilien für Soda zusammen neben dem Kocher zu haben. Abb. 85 zeigt ein kleines Wandbrett mit einem Glaskasten für Soda und einen Maßlöffel, welcher genau 10 g faßt. Unten hängt ein Litermaß, eine Streichholzbüchse und eine Fünf- und Zehnminuten-Sanduhr. Das Wasser im Kocher ist nach Bedarf zu erneuern.

Die Griffe, mit denen die Siebe aus dem Kocher herausgenommen werden, sind täglich auszukochen. Sie bleiben in einem Gefäß mit desinfizierender Lösung stehen ($3^0/_0$ige Lysolseifenlösung). Das Gefäß, am besten aus Emaille, hat seinen Platz neben dem Kocher. Die Siebe mit den ausgekochten Instrumenten werden auf einen aseptisch abgedeckten Tisch gestellt und bis zum Gebrauch gut zugedeckt. Früher wurden die Instrumente nach dem Kochen mit physiologischer Kochsalzlösung abgespült. Davon ist man abgekommen. Die ausgekochten Instrumente werden nicht mehr berührt.

Nadeln werden zum Kochen in kleine gelochte Kästchen gelegt. Da die Nadeln, wenn sie trocken liegen, sehr leicht rosten, legen wir sie nach dem Kochen in sterile Petrischalen mit Seifenspiritus, jede Sorte für sich. Vor dem Gebrauch werden sie in einem Schälchen mit Alkohol abgespült und nach dem Kochen wieder in den Seifenspiritus zurückgelegt. Die Petrischalen werden jeden Morgen frisch gekocht, die

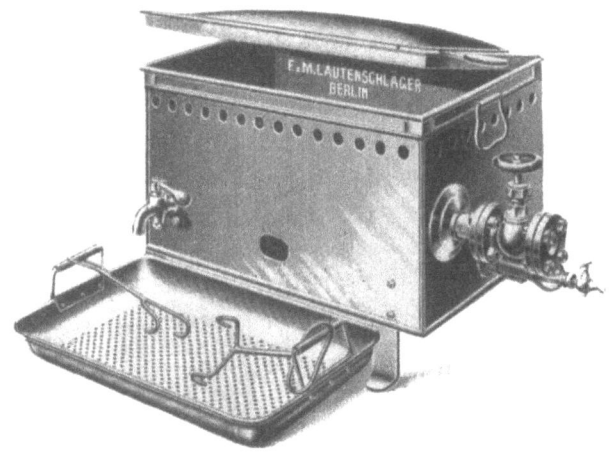

Abb. 83. Instrumentenkocher für Gas und Dampf.

Nadeln bleiben dabei in den Schalen liegen, während der Seifenspiritus in ein steriles Töpfchen abgegossen und nachher wieder auf die Nadeln in die Petrischalen zurückgebracht wird. Dickt der Seifenspiritus sich durch Verdunsten ein, so gießt man entsprechend Spiritus hinzu. Von Zeit zu Zeit wird der Seifenspiritus durch frischen ersetzt und der gebrauchte kann für andere Zwecke weiter verwendet werden.

c) Behandlung der Instrumente nach der Operation.

Alle Instrumente werden nach dem Gebrauch erst gut mit warmem, nicht heißem Wasser abgespült, gründlich gebürstet, auf einem Sieb sortiert und 10 Minuten gekocht. Um genau die Kochzeit innezuhalten, ist es zweckmäßig, neben dem Kocher

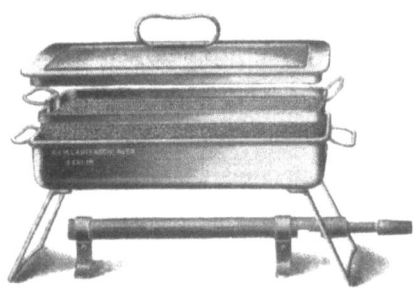

Abb. 84. Kleiner Instrumentenkocher.

eine 5- und 10-Minuten-Sanduhr anzubringen (Abb. 85). Scheren, Klemmen usw. werden im geöffneten Zustande gekocht, aber nicht auseinander genommen, denn es ist nachher recht schwer, die einzelnen Teile wieder richtig zusammenzufinden. Wenn auch in der Regel die Teile numeriert sind, so verschwinden die Nummern doch recht bald. Ich lasse jetzt für unseren Betrieb alle Instrumente mit fester Schraube herstellen. Einzelne Teile gehen sonst zu leicht verloren.

Instrumente, die nicht mehr gebraucht werden, trocknet man mit einem weichen Tuch ab und legt sie entweder gleich wieder sortiert auf Siebe oder in den Schrank zurück. Instrumente, welche Scharniere, Schrauben usw. haben, müssen

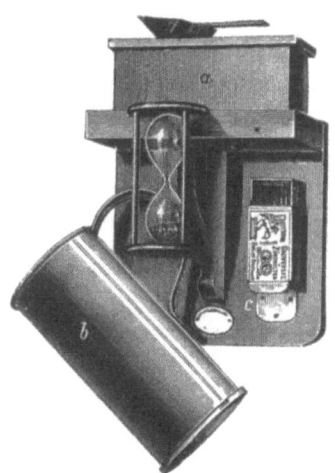
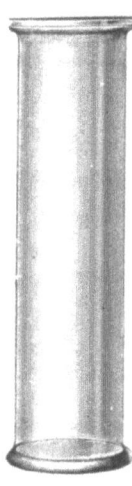
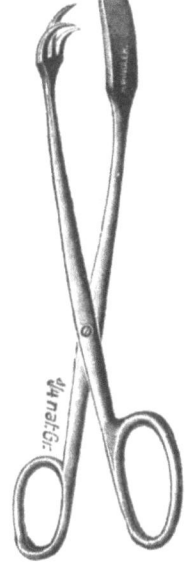

Abb. 85. Etagere mit Sodakasten, Meßgefäß, Sanduhr und Streichholzbehälter.

Abb. 86. Standglas.

Abb. 87. Zange zum Herausnehmen der Wäsche und Verbandstoffe.

nach jedem Gebrauch mit Vaseline oder flüssigem Paraffin geölt werden. Rostige Instrumente werden mit Schlemmkreide und Salmiak geputzt, wenn man sie nicht gleich vernickeln lassen kann, was am besten ist. Alle Instrumente müssen stets in einem tadellosen Zustande sein.

Um zu jeder Zeit sterile Instrumente und Verbandstoffe herausnehmen zu können, müssen ständig einige lange Kornzangen in hohen, mit desinfizierender Lösung gefüllten Standgläsern zur Verfügung stehen. Die Kornzangen müssen täglich frisch gekocht und die Lösung muß nach Bedarf erneuert werden. Geeignet sind: 3%ige Lysolseifenlösung, 3%ige Lysoformlösung, oder auch 10%iges gekochtes Sodawasser. Es empfiehlt sich, zum Schutze des Glasgefäßes eine sterile Mullkompresse hineinzulegen, weil sonst sehr leicht durch zu scharfes Hineinstellen der Zange der Boden springt.

VI. Physiologische Kochsalzlösung und Lösungen zur Tiefenantisepsis.

1. Physiologische Kochsalzlösung.

Physiologische Kochsalzlösung nennt man eine Lösung von Kochsalz, die in ihrer Konzentration dem normalen Salzgehalt der Blutflüssigkeit entspricht.

Sie wird in allen Krankenhäusern gebraucht. Bei großem Bedarf empfiehlt es sich, Kochsalzapparate von 10—100 Liter Fassungsvermögen aufzustellen, wozu stets eine genaue Kochvorschrift geliefert wird.

Kochsalzapparat. Zur Herstellung von Kochsalzlösung soll, wenn möglich, destilliertes Wasser verwendet werden. Größere Apparate sind so eingerichtet, daß bei der Herstellung der Lösung das Wasser durch einen eigenen Anschluß an die Wasserleitung angeschlossen wird.

Vor dem Ansetzen der Kochsalzlösung muß der Apparat gut durchgespült werden, weil sich sonst sehr leicht ein trüber Bodensatz bildet. Auf 1 Liter Wasser kommen 9 Gramm chemisch reines Kochsalz. Für einen 50 Liter fassenden Apparat verwendet man 450 g Kochsalz. Es wird zunächst in wenig heißem Wasser vollkommen aufgelöst und flüssig in den Apparat gegossen. Trüber Schaum darf sich beim Auflösen nicht bilden, dies ist ein Zeichen, daß das Kochsalz nicht rein war.

Herstellung der physiologischen Kochsalzlösung im Apparat. Nun wird die Kochsalzlösung durch Kochen sterilisiert. Bei größeren Apparaten geschieht das mit Überdruck (siehe Gebrauchsanweisung). Der sich hierbei entwickelnde Dampf ist zur Keimfreimachung der Rohrleitung zu verwenden, und zwar in folgender Weise: Ist die Kochzeit abgelaufen, was das Sicherheitsventil, welches mit einer Reguliruhr in Verbindung steht, anzeigt, so wird der Entnahmehahn nur soweit aufgedreht, daß der Dampf allmählich entweicht, mindestens aber 10 Minuten dazu braucht.

Danach wird die Kochsalzlösung auf 40—45° C abgekühlt. Die Apparate sind mit automatischem Gas- oder elektrischem Regulator versehen, damit die Lösung zum sofortigen Gebrauch bei Tag und Nacht auf dieser Temperatur gehalten werden kann.

Physiologische Kochsalzlösung. 63

Der Hahn am Kochsalzapparat muß in einem kleinen Eimerchen mit 3%iger Karbollösung oder in einer sonstigen desinfizierenden Lösung hängen. So kann die Entnahme der sterilen Kochsalzlösung aus der sterilen Rohrleitung bis zur Verwendungsstelle absolut aseptisch erfolgen.

Herstellung der physiologischen Kochsalzlösung im Kolben. Kleinere Mengen Kochsalzlösung kann man auch in graduierten Erlenmeyer-Kolben bereiten. Auf 1 Liter destilliertes Wasser kommen 9 g chemisch reines Kochsalz. Die Kolben müssen vorher mit reinem Wasser ausgekocht werden. Ist die Kochsalzlösung in den Kolben fertig, so werden sie mit sterilem Wattebausch dicht verschlossen. Haben die gebrauchsfertigen Kochsalzkolben längere Zeit unbenutzt gestanden, so müssen sie vor dem Gebrauch entweder frisch gekocht oder im Dampfsterilisator noch einmal sterilisiert werden.

Kochsalzlösung zur subkutanen Injektion oder intravenösen Infusion muß stets vorrätig sein. Dazu bedient man sich am besten des kompletten Apparates. Abb. 89 zeigt eine graduierte Erlenmeyersche Kochflasche mit Gummistopfen, Steigerohr, Thermometer, Gebläse, Schlauch mit Kanüle, kurzes abgebogenes Glasrohr.

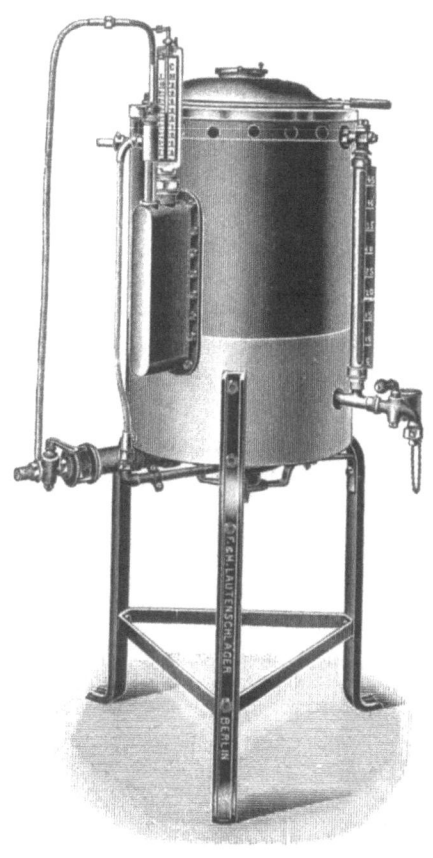

Abb. 88. Kochsalzapparat, erhältlich mit 10—100 Litern Fassungsvermögen.

Komplette Kochsalzflasche. Bei Anschaffung der kompletten Kochsalzflasche ist darauf zu achten, daß das Steigerohr und das Thermometer bis zum Boden der Flasche reichen. Das kurze Glasrohr muß außerhalb der Flasche nach unten abgebogen sein, damit der bei der Dampfentwicklung sich bildende Flüssigkeitsniederschlag nicht wieder zurückfließt, sondern nach außen abtropft. Vor dem Einfüllen der fertigen Kochsalzlösung oder Herstellung derselben müssen Kolben und alle dazu gehörigen Teile entweder durch Auskochen im Instrumentenkocher oder im Dampfsterilisator keimfrei gemacht werden. Man kann auch den mit Wasser gefüllten Glaskolben einfach aufkochen lassen und die

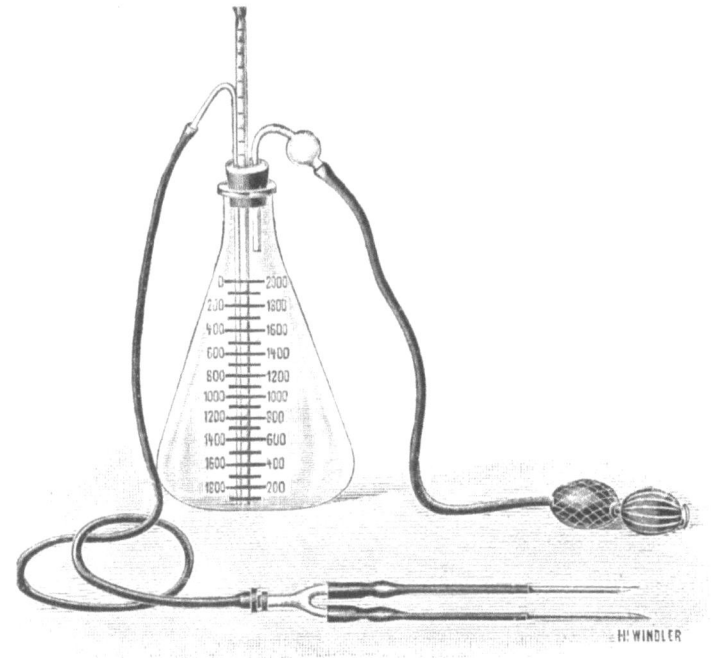

Abb. 89. Kochsalzflasche.

anderen Teile, die im Gummistopfen stecken bleiben, getrennt sterilisieren. Niemals darf Soda zum Auskochen der Kochsalzflaschen genommen werden.

Sind alle Teile steril, so wird der Kolben mit der fertigen Kochsalzlösung noch einmal gekocht.

Um ein Zerspringen der Kolben zu vermeiden, wird auf die Gasflamme ein Drahtnetz mit Asbestschicht gelegt. Ist der Kochsalzkolben zum Gebrauch fertig, dann werden die beiden Glasrohre mit ungeleimter, steriler Watte dicht verschlossen. Diese hält Bakterien besser ab als Gaze.

Vor der Infusion bzw. Injektion wird die Kochsalzlösung im Kolben auf ca. 42—45 ⁰ C auf Gas oder im heißen Wasser erwärmt. Die Wattepfröpfchen müssen vorher entfernt werden, damit der entstehende Dampf den Kolben nicht auseinander treibt.

Zur subkutanen Injektion braucht man ungefähr zwei Meter guten Gummischlauches, der auf das Steigerohr genau paßt. Die Kanüle, die gut eingebunden wird, muß ziemlich stark sein. Sollen zwei Kanülen verwendet werden, so wird der Schlauch mit einem doppelläufigen Glasrohr (Abb. 90) verbunden, an das zwei ca. 40 cm lange Gummischläuche, mit je einer dicken Kanüle versehen, gesteckt werden (siehe kompl. Flasche).

Zur intravenösen Infusion wird eine spitze oder eine stumpfe Kanüle und ein zwei Meter langer Gummischlauch gebraucht. Etwa 10 cm vor der Kanüle wird ein kurzes, 5—10 cm langes Glasröhrchen eingeschaltet und fest eingebunden, damit man den Schlauch sofort zudrücken kann, falls sich Luftblasen im Glasrohr zeigen (Gefahr der Luftembolie). Bei

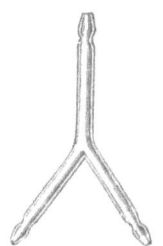

Abb. 90. Doppelläufiges Glasrohr.

Anwendung der stumpfen Kanüle wird die Vene freigelegt, dazu ist nötig: ein schmales Messer, zwei kleine chirurgische Pinzetten, ein kleines, spitzes Scherchen, zwei kleine scharfe Haken, eine Deschampsche Nadel mit nicht zu feiner Seide oder Katgut, Nadelhalter und Nadeln. In großen Betrieben hat man, wie die kompletten Kochsalzkolben, so auch diese Sachen, in ein Tuch verpackt, stets steril vorrätig.

An Stelle der kompletten Kochsalzflaschen kommt man auch mit einem sterilen graduierten Irrigator mit Schlauch und Kanüle aus, der dann aber nur hierfür gebraucht werden darf.

Auf ärztliche Anordnung wird der Kochsalzlösung Adrenalin (1 : 1000) hinzugesetzt, und zwar 8—10 Tropfen auf den Liter. Statt des Kochsalzes werden auch noch andere Salze angewandt (Ringersche Lösung, Thiessche Tabletten, Normosal). Doch geschieht dies stets nur auf Anordnung des Arztes und die Herstellung erfolgt nach genauer Gebrauchsanweisung.

2. Herstellung der Vuzinlösungen.

Es werden entweder abgewogene Mengen von Vuzin bihydrochloricum oder Vuzintabletten zu 0,1 Vuzin bihydrochloricum verwendet [1]).

---

[1]) Vuzin und Vuzin-Tabletten werden von den Vereinigten Chininfabriken Zimmer & Co. in Frankfurt a. M. in den Handel gebracht.

Die Lösung erfolgt entweder im destillierten Wasser oder in 0,5—0,9%iger Kochsalzlösung. Jede Berührung der Lösungen mit Alkali, z. B. Soda, ist zu vermeiden. In Sodalösung gekochte Spritzen sind vor Füllung mit der Vuzinlösung sorgfältig mit sterilem Wasser auszuspülen.

Das destillierte Wasser oder die vorgeschriebene Kochsalzlösung wird über der Flamme auf dem Drahtnetz in einem graduierten Erlenmeyerkolben aus Jenaer Glas zum Sieden gebracht und dann die Vuzintabletten resp. das Vuzinpulver zugesetzt und kurz aufgekocht. Die Lösung erfolgt rasch, leichte Trübung oder Opaleszenz nach dem Erkalten ist ohne Bedeutung.

Die Lösungen vertragen Hitzesterilisation, sind jedoch nur kurze Zeit ohne Verminderung der Wirkung haltbar und sollen daher möglichst frisch für den Gebrauch hergestellt werden.

Zum Zwecke der Anästhesierung bei Tiefenantisepsis werden gleichzeitig mit dem Vuzin 0,5% Novokain, am besten in Form der bekannten Tabletten, (s. Lokalanästhesie) in die Lösung gebracht. So löst man z. B. zur Herstellung von 100 ccm einer Lösung von Vuzin 1 : 1000 mit 0,5% Novokain eine Vuzintablette und eine Novokain-Tablette in 100 ccm Wasser oder Kochsalzlösung auf.

3. Herstellung der Rivanollösungen.

Zur chirurgischen Antisepsis verwendet man Lösungen von Rivanol, welche man durch Aufkochen des Pulvers in destilliertem Wasser oder abgekochtem Leitungswasser herstellt. An Stelle des Pulvers können die genau dosierten Original-Tabletten zu 0,1 g [1]) verwendet werden.

Zur Herstellung der Rivanollösungen wird die genau abgemessene Menge Wassers in einen graduierten Erlenmeyerkolben auf freier Flamme, unter Zuhilfenahme eines Drahtnetzes zum Kochen gebracht. Hierauf fügt man das abgewogene Rivanol bzw. die entsprechende Anzahl Rivanol-Tabletten hinzu und erhitzt weiter, bis nach wenigen Minuten die vollständige Lösung erfolgt ist. Tabletten lösen sich im kochenden Wasser schwer auf, deshalb setzt man sie kalt mit an [2]).

---

[1]) Rivanol und Rivanol-Tabletten werden von den Farbwerken vorm. Meister, Lucius & Brüning in Höchst a. M. in den Handel gebracht.

[2]) Etwaige Flecken, welche auf der Wäsche durch Rivanol entstehen, verschwinden nach mehrmaligem Waschen oder werden durch Kochen in Essigsäurelösung entfernt (auf 1 Liter Wasser 10—20 ccm 50%ige Essigsäure).

Den Lösungen kann ein Kochsalzzusatz von 0,5—0,6% gegeben werden. Ein größerer Kochsalzzusatz, etwa 0,8% soll vermieden werden, da er unter Umständen eine allmähliche Ausfällung der Substanz verursacht.

Zur Anästhesie bei Tiefenantisepsis werden Zusätze von $1/4$ bis $1/2$% Novokain der Rivanollösung zugesetzt. Eine 10 ccm Rekordspritze mit mittelstarken und verschieden langen Kanülen müssen hierzu bereit liegen. Zur intravenösen und intraperitonealen Injektion (Einspritzen in die Bauchhöhle) darf Novokain nicht zugesetzt werden!

Rivanol-Lösungen können bei 100° sterilisiert werden und sind im Dunkeln mehrere Tage haltbar.

VII. Örtliche und allgemeine Betäubung.

1. Lokalanästhesie.

Für jede Lokalanästhesie wird ein kleines Tischchen steril gedeckt, darauf kommt ein steriles, graduiertes Töpfchen, eine Spritze, Kanülen (mit Kochsalzlösung gut durchgespritzt), ein Stieltupfer und einige lose Tupfer.

Anästhesietisch nach Braun. Nach Braun hat ein fahrbarer Anästhesietisch folgende Vorrichtungen aufzuweisen: Eine Stellage zum Absetzen der Instrumentenschale, in der Spritzen und Kanülen ausgekocht werden, einen Emaillekasten für Meßgefäße und dergleichen, einen Literkolben für Kochsalzlösung und eine Spirituslampe. Alle Schalen, Gefäße usw., die auf dem Tisch stehen, sind vor dem Gebrauch zu kochen.

Zur Unempfindlichmachung der Schleimhäute verwendet man Kokain oder Alypin, zur Einspritzung in die Gewebe fast ausschließlich Novokain, und zwar in $1/2$-, 1- und 2%iger Lösung. Die jeweilige Stärke und Menge bestimmt stets der Arzt.

Kokain. Für die Anästhesie der Mund-, Rachen- und Speiseröhrenschleimhäute wird fast immer nur Kokain genommen. Es wird entweder eine 5—10- oder eine 20%ige Lösung mehrmals aufgepinselt (siehe auch S. 119). Um die Giftwirkung zu vermindern und um die Anästhesie an Ort und Stelle wirksam zu machen, muß viel Suprarenin hinzugesetzt werden, auf 1 ccm Kokain 2 Tropfen Suprarenin. Das Schälchen mit der Kokainlösung darf niemals mit auf das Anästhesietischchen gestellt werden, weil sonst sehr leicht Verwechslungen vorkommen können. Kokainlösung wird im Schälchen erst dann zurecht gemacht, wenn es gebraucht wird, danach wird das Schälchen sofort wieder entfernt.

Alypin. Siehe Harnröhren- und Blasenanästhesie.

Novokain. Novokaintabletten ohne Suprarenin. Die Lösung wird wie folgt hergestellt:

100 ccm phys. Kochsalzlösung + 1 Tabl. 0,5 = $\frac{1}{2}\%$ig. Novokoainlösung.
„ „ „ „ + 2 „ 0,5 = 1% „ „
„ „ „ „ + 4 „ 0,5 = 2% „ „

Die Novokaintabletten kommen in die physiologische Kochsalzlösung. Die Lösung wird in einem sterilen, graduierten Erlenmeyerschen Glaskölbchen kurz aufgekocht und zum Gebrauch in kleine sterile, graduierte Emailletöpfchen gegossen [1]).

In gut verschlossener Flasche hält sich die Novokainlösung einige Zeit gebrauchsfertig. Auf jeder Flasche muß die Stärke der Lösung genau vermerkt sein. Hat die Novokainlösung einige Zeit gestanden, so muß sie vor dem Gebrauch frisch aufgekocht werden. Ist die Lösung durch wiederholtes Erhitzen gelblich geworden, so kann sie trotzdem gebraucht werden. Nach Mitteilungen der Höchster Farbwerke büßt die Novokainlösung durch längeres Stehen nichts an Wirksamkeit ein.

Adrenalin-Suprarenin. Den Novokainlösungen wird Adrenalin zugesetzt. Dieses wird als fertige Lösung 1:1000 in den Höchster Farbwerken hergestellt oder ist in Tabletten zu 1 mg in jeder Apotheke erhältlich. Adrenalin ist ein Produkt, das aus der Nebenniere gewonnen wird, seinen künstlich hergestellten Ersatz nennt man Suprarenin. Es wird den anästhesierenden Lösungen hinzugesetzt, um die lokale Betäubung an Ort und Stelle länger anzuhalten, denn es zieht die Blutgefäße zusammen und verhindert dadurch das zu schnelle Aufsaugen durch die Gewebe.

Die fertige Suprareninlösung 1:1000 ist dunkel und kühl aufzubewahren. Angebrochene Flaschen lassen sich nicht lange aufheben. Suprareninlösung der Luft ausgesetzt nimmt sehr bald eine rosarote Färbung an, was die Wirksamkeit nicht beeinträchtigt; sobald aber die Lösung braun wird, ist sie unbrauchbar.

Für einen großen Betrieb ist die fertig gelieferte Suprareninlösung praktischer. In einem kleinen Betrieb, wo nur wenig Lokalanästhesie gebraucht wird, ist es zweckmäßiger, stets die Lösung aus Suprarenintabletten frisch herzustellen. 10 Suprarenintabletten zu 1 mg werden mit 10 ccm destillierten Wassers übergossen, 3 Tropfen verdünnte reine Salzsäure zugesetzt, die Lösung aufgekocht und in dunklen, alkalifreien, dicht verschließbaren Fläschchen aufbewahrt.

---

[1]) Novokaintabletten liefert die Firma G. Pohl, Schönbaum bei Danzig oder ihre Filiale G. Pohl, Berlin, Thurmstr. 73.

Lokalanästhesie. 69

Es werden nach Braun zugesetzt:
Auf 200 ccm einer ½%igen Novokainlösung 16 Tropfen Suprarenin.
„ 100 „ „ 1%   „   „ 16 „ „
„ 50 „ „ 2%   „   „ 16 „ „
Dazu dunkle sterile Tropffläschchen mit Pipette.

In jedem Operationssaal soll eine Tabelle mit genauer, deutlicher Berechnung der Lösungen aushängen.

Herstellung der Lösung aus A-Tabletten. Die Braunschen A-Tabletten, welche die Höchster Farbwerke liefern, sind in den Apotheken zu bekommen. Sie enthalten

0,125 Novokain,
0,0001 Adrenalin.

4 A-Tabletten auf 100 ccm physiologische Kochsalzlösung liefern eine ½%ige Novokainlösung; sie können ebenfalls gekocht werden.

Die Novokainlösung aus A-Tabletten muß für jede Operation frisch hergestellt werden; wegen des Adrenalingehaltes wird sie leicht unbrauchbar.

Zum Kochen eignen sich graduierte Glaskölbchen, kleine graduierte Emailletöpfchen oder Mensuren.

Alle Töpfchen, Kölbchen usw., die zur Lokalanästhesie gebraucht werden, dürfen nur in reinem Wasser, ohne jeden Zusatz ausgekocht werden.

Novokainlösung in Ampullen. Auch in Ampullen ist fertige Novokainlösung + Suprarenin erhältlich, und zwar 5, 2- und ½%ige Lösung. Letztere in Fläschchen von 25 ccm Inhalt. Die Höchster Farbwerke[1], die diese Ampullen in den Handel bringen, bürgen für absolute Sterilität und gute Haltbarkeit, auch trotz des darin enthaltenden Suprareninzusatzes, nur müssen die Ampullen dunkel und kühl aufbewahrt werden. Die Ampullen einer 2%igen Lösung enthalten 1—2 ccm, die 5%igen 3 ccm.

Um die 2 ccm einer 2%igen Ampullenlösung zu verdünnen, wird sie mit einer sterilen 10 ccm-Spritze und mit einer sterilen Kanüle aus der Ampulle aufgezogen und noch 2 oder 4 ccm Aqu. dest. nachgezogen, je nachdem man eine 1%ige oder eine ½%ige Lösung haben will.

Soll die 5%ige ebenfalls in der Spritze verdünnt werden, so zieht man mit einer sterilen 20 ccm-Spritze und steriler Kanüle die 3 ccm 5%ige Lösung aus der Ampulle auf und noch 12 ccm Aqu. dest. nach, man erhält dann eine 1%ige Lösung.

Auf diese Weise erhält der praktische Arzt ohne jede Schwierigkeit eine absolut sterile Lösung zur Lokalanästhesie.

---

[1] Höchster Farbwerke, Meister, Lucius & Brüning, Höchst a. Main.

Vorbereitung für die verschiedenen Anästhesien.

Trigeminusanästhesie. Zur Trigeminusanästhesie nach Haertel wird $2^0/_0$ige Novokainlösung + Suprarenin gebraucht, dazu ist nötig: eine 12 cm lange, graduierte Kanüle mit gut hin- und herschiebbarem Schieberchen, eine 1-ccm-Spritze, ein Glasstäbchen und ein kleines Metallzentimetermaß. (Wird Alkohol zur Behandlung der Trigeminusneuralgie benutzt, so wird dazu $80^0/_0$iger verwendet.) Ein Uhrglas, welches wir, um die durch die Anästhesie unempfindlich gewordene Hornhaut vor Schädigungen zu schützen, vor das Auge bringen, machen wir wie folgt zurecht: Man nimmt dazu ein Stückchen Filz, legt das Uhrglas darauf und schneidet sich einen runden Ring, der die Ränder des Glases gut polstert, und sie nach außen etwas überragt, aber nur so breit sein darf, daß noch genügend Platz für das Auge frei bleibt. Der Filzring wird mit einem schmalen Heftpflasterstreifen auf die Außenseite des Glases festgeklebt. Zum Schluß wird das Glas mit Heftpflasterstreifen auf der Haut befestigt.

Plexusanästhesie. Bei der Betäubung des Armnervenbündels braucht man $^1/_2{}^0/_0$ige und $2^0/_0$ige Novokainlösung + Suprarenin (zwei sterile Gefäßchen), eine Rekordspritze, eine kurze und eine 8—10 cm lange möglichst graduierte Kanüle.

Splanchnikusanästhesie. Voraus geht die örtliche Schmerzbetäubung der Bauchdecken zum Zwecke des Leibschnittes mit einer $^1/_2{}^0/_0$igen Novokainlösung + Suprarenin, also diese mit Spritze und Kanüle zurechtlegen. Ist der Bauch offen, so wird die Anästhesie des Splanchnikus (Eingeweidenerven) ausgeführt. Dazu ist nötig $^1/_2{}^0/_0$ige Novokainlösung + Suprarenin, eine 20 ccm fassende Rekordspritze und eine 10—12 cm lange, nicht zu feine Kanüle. Stets muß noch eine lange Reservekanüle bereit sein.

Lösung zur Rückenmarks-Anästhesie. Zur Rückenmarksanästhesie nehmen wir $5^0/_0$iges Tropakokain + Suprarenin. Die Lösung wird fertig in Ampullen geliefert. Eine Phiole (alkalifreies Glas) enthält

1,3 ccm einer $5^0/_0$igen Tropakokainlösung mit einem Zusatz von 0,00013 Suprarenin hydr. pro ccm.

Durch alle Apotheken sind dieselben von der Firma G. Pohl, Berlin, Thurmstr. 73, zu beziehen.

Spritzen und Kanülen zur Rückenmarksanästhesie und die Vorbereitung dazu. Für die Rückenmarksanästhesie gibt es besondere Spritzen und Kanülen. Letztere müssen kurz abgeschliffen sein.

Die Anästhesielösung muß körperwarm eingespritzt werden. Natürlich muß auch alles, was dazu gehört, warm sein. Es gibt zu diesem Zweck eigene Thermophorkästen mit Thermometer

Lokalanästhesie. 71

nach Dönitz (Abb. 91). Der Innenkasten mit dem Thermometer wird ausgekocht. Auf den Außenkasten kommt ein steriles Tuch. Den ausgekochten Innenkasten stellt man in das sterile Tuch hinein, legt in den Kasten eine sterile Mullkompresse, darauf das ausgekochte Thermometer, die sterilen Ampullen, die

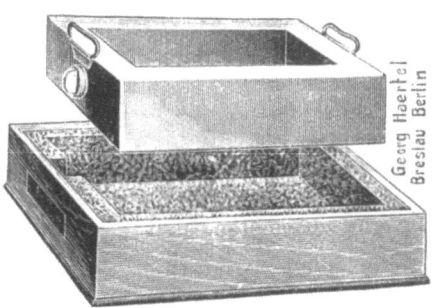
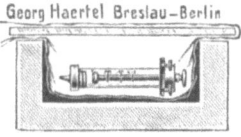

Abb. 91.   Abb. 91a.
Thermophorkasten nach Dönitz zum Instrumentarium der Rückenmarksanästhesie.

Spritze, Kanüle, ein spitzes Messerchen zum Einstich in die Haut, einen Stieltupfer, einige lose Tupfer und ein Handtuch. Spritze und Kanüle müssen vorher mit Kochsalzlösung durchgespritzt

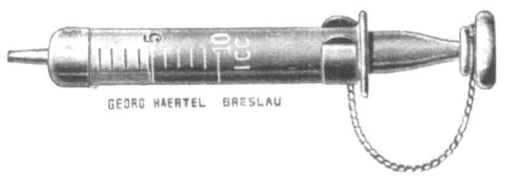

Abb. 92. Spritze zur Rückenmarksanästhesie.

werden. Die Ampullen werden am besten vorher in $3^0/_0$ige Karbollösung gebracht und bevor sie in den Kasten gelegt werden, ebenfalls mit Kochsalzlösung abgespült. Wird die Anästhesie nicht gleich ausgeführt, so wird das sterile Tuch von allen Seiten gut herumgeschlagen.

Man kann es sich auch vereinfachen, indem man vor der Ausführung der Anästhesie die Ampullen, Spritze, Kanüle in eine sterile Schale mit warmer Kochsalzlösung legt und alles zusammen auf ein steril abgedecktes Tischchen stellt.

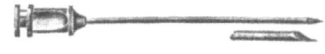

Abb. 93. Kanüle zur Rückenmarksanästhesie.

Lösung zur Venenanästhesie. Zur Venenanästhesie nach Bier werden 100—200 ccm einer $^1/_2^0/_0$igen Novokainlösung ohne

Suprarenin gebraucht. Die Lösung muß auch bei dieser Anästhesie körperwarm sein, weil sie direkt in die Blutbahn eingespritzt wird. Sie wird vorher in warmes Wasser gestellt und ihre Temperatur mit einem sterilen Thermometer gemessen (40—45° C).

Spritzen und Kanülen zur Venenanästhesie und die Vorbereitung dazu. Zur Venenanästhesie gibt es ein besonderes Instrumentarium. Es gehört dazu:

1. Eine große, 100 ccm fassende Spritze, daran ein kurzer Gummischlauch mit einem besonderen Ansatz (Abb. 94). Die Kanüle ist stumpf und paßt mittels eines Bajonettverschlusses auf den Ansatz der Spritze. Sie hat vorn eine Rille zum Einbinden in die Vene. Es ist streng darauf zu achten, 'daß die Venen-

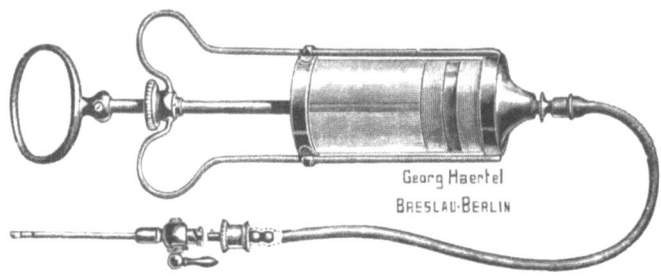

Abb. 94. Spritze und Kanüle zur Venenanästhesie.

Anästhesiespritzen und Kanülen nicht in Sodawasser gekocht werden. Auf alle Fälle aber müssen Spritze und Kanüle vor dem Gebrauch mit warmer Kochsalzlösung durchgespritzt werden.

2. Zur Freilegung der Vene braucht man ein schmales Skalpell, zwei kleine chirurgische Pinzetten, ein kleines spitzes Scherchen, zwei kleine scharfe Haken, eine Deschampsche Nadel mit nicht zu feiner Seide oder Katgut, Nadelhalter und Nadeln. Vorher wird das Glied mit einer $2^{1}/_{2}$ m langen dünnen Gummibinde ausgewickelt. Diese wird gekocht oder in Sublimatlösung gelegt. Zur Venenanästhesie sind drei Gummibinden nötig.

Ischiadikus-Anästhesie. Zur Ischiadikusanästhesie wird $2^0/_0$ige Novokainlösung + Suprarenin gebraucht. Dazu eine 14 cm lange, ziemlich starke, wenn möglich graduierte Kanüle und eine 10 ccm fassende Rekordspritze.

Anästhesie nach Oberst. Zur Anästhesie nach Oberst wird $1^0/_0$ige Novokainlösung gebraucht. Falls der Finger abgeschnürt wird, kommt zur Lösung kein Suprarenin hinzu. Weiter ist nötig eine kleine Rekordspritze mit feiner Kanüle und ein dünner Gummischlauch zum Abschnüren.

Blasenanästhesie. Zur Blasenanästhesie wird gewöhnlich 50 ccm 1%iges Alypin + Suprarenin gebraucht. Sehr zweckmäßig ist es, wenn dazu eine große Spritze vorhanden ist, deren Ansatz auf einen mittelstarken Gummikatheter paßt, der vorher eingeführt wird.
Harnröhren-Anästhesie. Zur Harnröhren-Anästhesie nimmt man in der Regel 3 % ige Alypinlösung; auf 1 ccm dieser Lösung einen Tropfen Suprarenin. Dazu eine Harnröhrenspritze (s. Katheterkapitel). Die Alypinlösung kommt fertig aus der Apotheke, sie ist wesentlich billiger, als wenn man sie aus Pulver oder Tabletten selbst herstellt.

2. Narkose.

Allgemeines.

Da die Operationsschwester auch öfters in die Lage kommen kann, narkotisieren zu müssen, so sollen im folgenden die Einzelheiten der Narkose beschrieben werden, mit denen sich die Schwester vertraut machen muß, um nicht durch Unwissenheit unangenehme, oft auch schwere Störungen hervorzurufen, denn narkotisieren ist nicht so leicht, wie vielfach angenommen wird.

Unter Narkose versteht man die allgemeine Betäubung des Kranken durch Einatmung bestimmter Mittel, die ihm allmählich zugeführt werden und die eine Lähmung des Zentralnervensystems hervorrufen. (Bewußtlosigkeit und Aufheben des Schmerzempfindens.)

Die hauptsächlichsten narkotischen Mittel sind Äther, Chloroform und Chloräthyl.

Äther. Die Äthernarkose wurde im Jahre 1846 von den Amerikanern Jakson und Morton eingeführt; ein Jahr später die Chloroformnarkose durch den Edinburger Gynäkologen Simpson.

Alle drei Mittel sind wasserhelle Flüssigkeiten von eigenartigem Geruch.

Äther ist im höchsten Grade feuergefährlich, weil seine Dämpfe, mit Luft gemischt, die heftigsten Explosionen verursachen können. In der Nähe einer offenen Flamme darf nie mit Äther narkotisiert werden. Läßt es sich nicht vermeiden, so soll wenigstens die Beleuchtung möglichst weit von der Narkose aufgestellt werden. Ist ein offenes Ofenfeuer vorhanden (Operation im Privathause), so gehe man mit dem Operationstisch möglichst weit von ihm ab. Wird bei einer Operation der Thermokauter gebraucht, so muß Maske und Äther entfernt werden. Ätherdämpfe sind sehr schwer und sammeln sich daher am Boden, deshalb keine brennenden Streichhölzer auf die Erde werfen.

Chloroform. Chloroform ist nicht feuergefährlich, hat dagegen die gefährliche Eigenschaft, bei Zersetzung das höchst giftige Phosgengas zu bilden; durch dieses werden üble Narkosenzwischenfälle, bisweilen der Tod des Kranken verursacht. Die Entwicklung von Phosgengas tritt ein, wenn Chloroformdämpfe an eine offene Flamme kommen, ferner wenn Korkstückchen in das Chloroform hineinfallen, im geringen Maße unter Einwirkung von Sonnenlicht und Luft. Daher müssen Chloroform und Äther nur in dunklen Flaschen aufbewahrt werden, am besten in einem Eisschrank oder wenigstens im kühlen Keller. Angebrochene Flaschen, die längere Zeit gestanden haben, sollen zur Narkose nicht mehr verwendet werden; deshalb ist es ratsam, für einen kleinen Operationsbetrieb nur kleine Flaschen anzuschaffen.

Chloräthyl. Chloräthyl gibt es in Röhren mit Schrauben- oder automatischem Federverschluß. Es zersetzt sich fast gar nicht, ist auch weniger feuergefährlich, weil es zu schnell verfliegt. Es muß ebenfalls kühl und vor Licht geschützt aufbewahrt werden. Die feinen Kapillaröffnungen verstopfen sich sehr leicht. Mit einem ganz feinen Drähtchen oder durch ganz schnelles rhythmisches Öffnen und Schließen des Federverschlusses kann die Öffnung wieder frei gemacht werden. Ist sie nicht frei zu bekommen, wird das Röhrchen oben vorsichtig abgefeilt und die Flüssigkeit schnell in eine Tropfflasche gebracht.

Masken. Alles was zur Narkose gehört, muß zusammenstehen und stets in tadelloser Verfassung sein (s. Narkosentisch S. 57).

In Gebrauch sind Masken aus kleinen Drahtgestellen. Die Gazelagen werden mittels eines Bügels auf der Maske befestigt und überragen gut 2 Finger breit den Außenrand, sie müssen schnell ausgewechselt werden können (8- bis 10fach zusammengelegte Gaze genügt). Ein fest genähter Bezug ist unpraktisch, weil er bei Unsauberwerden, bei Erbrechen, jedesmal abgetrennt und wieder angenäht werden muß.

Je dichter die Gazelagen sind, desto gleichmäßiger und sparsamer verdunstet der Äther. Nach jeder Narkose ist das Gestell auszukochen.

Die Metallmaske nach Sudeck ist dem Gesicht angepaßt. Sie hat ein Atmungsventil mit Glimmerblättchen. Diese melden durch deutliches Anschlagen das Ein- und Ausatmen. In die obere Öffnung kommt ein loser Tupfer zur Aufnahme des Äthers (Abb. 98).

Vor dem Auskochen dieser Maske wird das Atmungsventil abgeschraubt und die Glimmerblättchen herausgenommen (siehe Sauerstoffmasken S. 10).

Zum Ätherrausch wird eine große Maske gebraucht (Abb. 100), welche mit einem undurchlässigen Stoff überzogen ist. In der

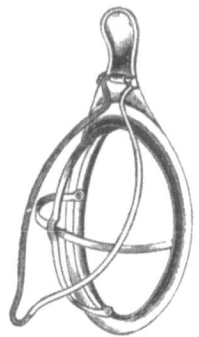 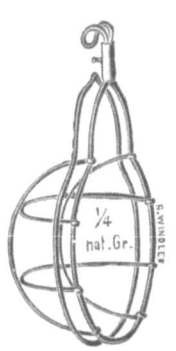 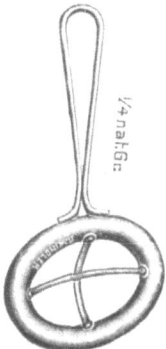

Abb. 95. Maske nach Schimmelbusch.   Abb. 96. Maske nach v. Esmarch.   Abb. 97. Maske für Kindernarkosen.

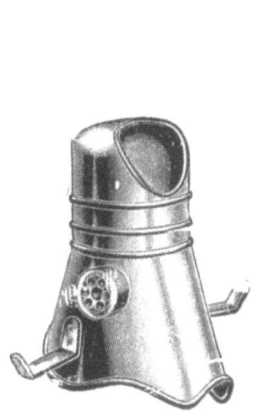 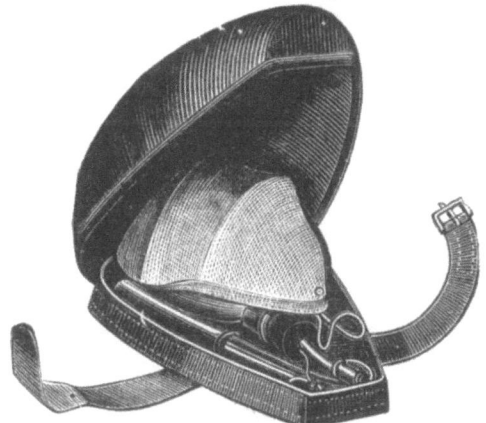

Abb. 98. Maske nach Sudeck.   Abb. 99. Narkosentasche zum Mitnehmen außerhalb der Klinik.

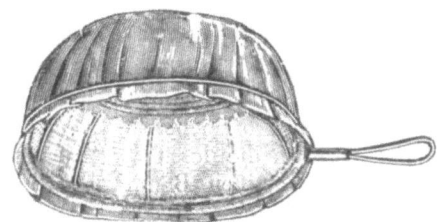

Abb. 100. Ätherrauschmaske nach Julliard.

Mitte ist eine Flanellrosette oder ein Bausch Gaze, welche den Äther aufnimmt und verteilt. In Notfällen außerhalb der Klinik kann auch ein sauberes, zusammengefaltetes Taschentuch als Ersatz für eine Maske dienen, doch muß dann besonders gut aufgepaßt werden, daß Äther oder Chloroform nicht auf die Haut tropft. Das Gesicht wird deshalb vorher etwas eingefettet.

Die gebräuchlichsten Kiefersperrer sind von Heister, König-Roser (Abb. 101—102).

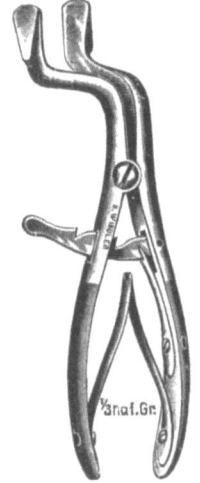
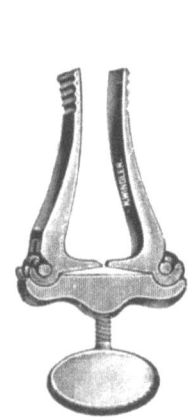
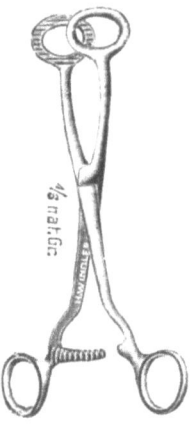

Abb. 101. Mundsperrer nach König-Roser.   Abb. 102. Mundsperrer nach Heister.   Abb. 103. Zungenzange nach Collin.

Zum Hervorziehen der Zungen gibt es Haken- und gefensterte Zangen (Abb. 103—105).

Tropfflaschen. Tropfflaschen sind für Äther und Chloroform gesondert zu gebrauchen. Sie sind entweder mit Glastropfer oder mit Korktropfvorrichtung versehen. Der Kork muß fest und sicher passen. Die Tropfer sind vorher auszuprobieren und die Tropfenzahl ist gleichmäßig einzustellen.

Hat man in Notfällen außerhalb der Klinik keine Tropfvorrichtung, so kann mit dem Korkzieher eine kleine Rinne in den Kork gebohrt werden, durch die der Tropfen herabfällt. Zweckmäßig ist es auch, einen weißen Baumwollfaden mittels einer Stopfnadel durch die Rinne hindurchzuleiten, so wird ein genauer Tropfenfall ermöglicht. Man kann aber auch ganz auf eine Durch-

Narkose.

löcherung verzichten und den Kork vorsichtig so weit lockern, bis ein gleichmäßiges Tropfen erfolgt.

Vorbereitung des Kranken für die Narkose. Der Kranke muß schon auf der Station für die Narkose vorbereitet werden. 2 bis 3 Stunden vor der Operation dürfen die zu Narkotisierenden keine Speisen und Getränke mehr zu sich nehmen, damit Erbrechen vermieden wird. was bei gefülltem Magen oft eintritt und deshalb so gefährlich ist, weil das Erbrochene dem Betäubten leicht in die Luftröhre kommen kann. Bei gewissen Operationen, besonders im Bauch, ist eine längere Vorbereitung nötig. Es ist Sache des Arztes, diese in jedem einzelnen Falle anzuordnen.

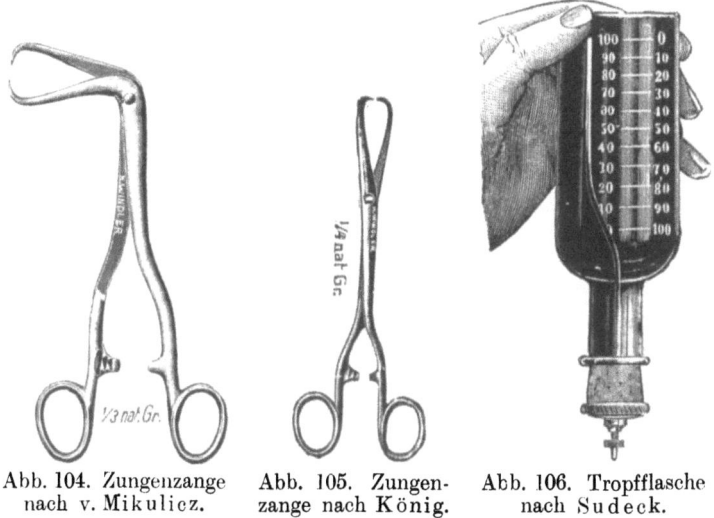

Abb. 104. Zungenzange nach v. Mikulicz. Abb. 105. Zungenzange nach König. Abb. 106. Tropfflasche nach Sudeck.

Der Kranke wird auf dem Operationstisch in eine bequeme horizontale Rückenlage gebracht. Der Kopf liegt flach, darf aber nicht nach hinten überhängen. Um das zu vermeiden, wird eine flache Halbrolle unter den Kopf gelegt. Die Arme dürfen nicht herunterhängen oder auf der Tischkante fest aufliegen, es kann dadurch zu vorübergehender Lähmung der Armnerven kommen (siehe auch S. 56).

Da alle Kranken vor einer Operation mehr oder minder aufgeregt sind, erhalten Erwachsene $\frac{1}{2}$ oder 1 Stunde vor Beginn der Narkose eine Injektion, die stets der Arzt bestimmt. In der Regel wird 1 ccm 0,02 Morphium mit 0,001 Atropin injiziert. Das letztere hat den Zweck, die starke Speichelung, die der Äther erzeugt, zu unterdrücken.

Die Kranken kommen dann ruhiger auf den Operationstisch und leichter über das Exzitationsstadium hinweg.

Kinder bekommen kein Morphium, dagegen ist es sehr wichtig, die durch den Äther bei ihnen im besonders hohen Maße verursachte Speichelabsonderung zu unterdrücken. Denn im Speichel sind unzählige Bakterien, die in die Lunge eindringen und Lungenentzündung hervorrufen, zu diesem Zweck geben wir ihnen in unserer Klinik bis zu 8 Jahren Extr. Belladonna 0,5%ig innerlich (von Professor Dönitz ausgearbeitet), und zwar in 2 Hälften, 1 Stunde und $1/2$ Stunde vor Beginn der Narkose, nach folgender Tabelle:

Bei Kindern von	1 Monat	15 Tropfen.
,, ,, ,,	2 ,,	30 ,,
,, ,, ,,	3 ,,	36 ,,
,, ,, ,,	5 ,,	40 ,,
,, ,, ,,	9 ,,	60 ,,
,, ,, ,,	2 Jahren	80 ,,
,, ,, ,,	4 ,,	100 ,,
,, ,, ,,	8 ,,	120 ,,

Bevor die Narkose beginnt, wird der Kranke gefragt, ob er irgend etwas im Munde habe, nicht, wie es oft geschieht, ob er falsche Zähne habe, denn einer jungen, empfindlichen Dame könnte diese Frage unangenehm sein und einem alten Tabakkauer würde man dadurch wohl die falschen Zähne herausnehmen, nicht aber den Stift, der in einer Backentasche sitzt. Solche Gegenstände können aber während der Narkose sehr leicht in die Atmungswege gelangen und den Erstickungstod herbeiführen.

Alle beengenden Kleidungsstücke sind zu entfernen.

Unterhaltungen und Lärm muß vermieden werden.

Das Eingehen auf die Psyche des Kranken spielt bei der Narkose eine große Rolle. Man unterhalte sich vorher ein bißchen mit ihm, erzähle ihm natürlich nichts Aufregendes, sage ihm aber, was mit ihm geschehen werde, daß man ihm jetzt die Maske auflegt und daß er dann ruhig einschläft.

Narkoseninstrumentarium. Der Narkotiseur rüstet sich erst mit allen Sachen, die zur Narkose nötig sind, aus. Dazu gehören: frische, nicht zu dünn bezogene Äthermasken, ein Kiefersperrer, eine Zungenzange, ein Brechbecken, ein Handtuch und guttropfende Ätherflaschen. Diese Sachen stellt man auf ein Tischchen neben sich (außerdem Narkosentisch, s. S. 57).

Beginn der Äthertropfnarkose. Nun fängt man langsam an zu tropfen, legt aber die Maske noch nicht fest auf. Jeder, der selbst eine Narkose durchgemacht hat, weiß, welch ein scheußliches Gefühl es ist, wenn die Maske gleich von Anfang an fest aufliegt. Während die Sinne zu schwinden beginnen, fühlt man immer noch den festen Druck der Maske und Angstzustände stellen sich ein. Man redet dem Kranken dauernd gut zu, läßt ihn ab und zu frische Luft atmen und legt erst, wenn er beginnt einzuschlafen, die Maske fest auf.

Bei einem von vornherein ungebärdigen Kranken, etwa einem Trinker, ist mit gutem Zureden oder langsamer Narkose nichts zu machen. Am besten wird da, falls es sich um eine Äthertropfnarkose handelt, mit dem Äther- oder Chloräthylrausch angefangen (Beschreibung des Äther- und Chloräthylrausches s. weiter unten). Schläft der Kranke trotzdem schwer ein, so werden mit dem Äther zusammen aus einer Chloroform-Tropfflasche einige Tropfen Chloroform auf die Maske getropft, ungefähr zu 5 Tropfen Äther 1 Tropfen Chloroform. Doch bestimmt dies stets der Arzt.

Verhalten des Kranken bei Beginn der Narkose. Am gebräuchlichsten und am ungefährlichsten ist die Äthertropfnarkose. Der Verlauf der Narkose vollzieht sich in drei Stadien.

1. Das Anfangsstadium.

Der Patient ist lebhaft, das Bewußtsein schwindet allmählich, Pupillen sind erweitert und reagieren.

2. Stadium der Erregung oder Exzitation.

Dieses fehlt bei Kindern und häufig bei Frauen. Bei kräftigen Männern, besonders bei Trinkern, ist es stark ausgeprägt. Es stellen sich mehr oder minder schwere Aufregungszustände ein. Das Schmerzempfinden ist noch nicht völlig geschwunden. Das Bewußtsein ist gelähmt, nur die Muskeln sind tätig. Allmählich folgt das

3. Stadium, das der Erschlaffung oder Toleranz.

Die Muskelspannung läßt nach, das Schmerzempfinden schwindet, der Kranke liegt da wie im tiefen Schlafe, Pupillen klein, aber reagierend. Dieser Zustand muß mit möglichst geringen Mengen des Narkotikums erreicht und weiter gehalten werden.

Dosierung. Wieviel Narkotikum ein Mensch während einer Operation nötig hat, läßt sich nicht genau feststellen, weil die Kranken individuell behandelt werden müssen. Der eine braucht mehr, der andere weniger, und es muß ein Unterschied gemacht werden zwischen einer Frau und einem Trinker, einem Kind und einem Erwachsenen, einem Ausgebluteten oder Blutarmen und einem Vollblütigen. In der Regel werden 20—60 Tropfen Äther in der Minute berechnet. Man muß mit dem Gefühl narkotisieren und mit seinen Gedanken ganz bei dem Kranken sein. Auf keinen Fall darf gegossen, sondern stets muß eine langsame oder schnellere Tropfenzahl innegehalten werden.

Atmung. Während der ganzen Narkose ist genau auf die Atmung zu achten. Bei normaler Narkose ist sie ruhig und gleichmäßig; wird die Atmung flach und unregelmäßig, muß weniger

Äther gegeben werden. Ist die Atmung schnarchend, so ist die Zunge zurückgesunken und beengt den Kehlkopfeingang. Der Kopf muß deshalb etwas erhöht, der Unterkiefer und mit ihm die Zunge hervorgebracht und im Notfalle die Zunge mit der Zungenzange hervorgezogen werden.

Der Griff, mit dem der Kiefer nach vorn gehalten wird, muß erst gelernt werden. Ob der Kiefer richtig vorgeschoben ist, erkennt man daran, daß die untere Zahnreihe vor der oberen steht. Der Mund muß etwas geöffnet sein. Die Lippen dürfen nicht bei jedem Atemzug ventilartig schließen, was besonders bei zahnlosen Leuten leicht geschieht.

Gesichtsfarbe. Auch auf die Gesichtsfarbe ist zu achten. Sie ist bei normaler Narkose leicht gerötet, bei Äther mehr, bei Chloroform weniger. Wird das Gesicht plötzlich blaß oder bläulich, so muß die Maske sofort entfernt und es dem Operateur mitgeteilt werden.

Puls. Der Puls muß während der ganzen Narkose kontrolliert werden. Bei normaler Narkose ist er regelmäßig. Wird er unregelmäßig, schwach oder setzt er bisweilen aus, so muß sofort Meldung gemacht werden.

Pupillen. Zu achten ist ferner auf die Pupillen. Beim Beginn der Narkose sind die Pupillen weit und reagieren. Während der Narkose schließen sich die Augenlider, die Pupillen werden eng, reagieren aber. Bei sehr tiefer Narkose sind die Pupillen eng und reagieren nicht, dann muß die Tropfenzahl verringert werden. Wenn aber die Pupillen bei tiefer Narkose weit werden, so ist das ein gefährliches Zeichen. Sofort die Maske weg und mit lauter Stimme Meldung machen.

Das Berühren der Hornhaut (Kornea) zur Kontrolle des Lidreflexes lasse man ganz bleiben, weil die Hornhaut dabei zu leicht geschädigt wird, auch ist wohl immer ein Arzt da, der die Narkose von Zeit zu Zeit kontrollieren kann.

Erbrechen. Stellt sich Erbrechen ein, so muß der Kopf des Kranken auf die Seite gedreht werden, damit das Erbrochene nicht in die Luftröhre fließt. Mund und Rachen sind mit Stieltupfern gut auszuwischen. Man prüfe aber vorher, ob der Tupfer fest am Stiel ist. Natürlich muß der Kopf auf die Seite gedreht werden, die von der Operation abgewendet ist, damit die Operationswunde nicht verunreinigt wird. Die Narkose darf nun nicht etwa unterbrochen werden, sondern man tropft weiter, denn das Erbrechen ist ein sicheres Zeichen, daß die Narkose nicht tief genug ist. Hat aber der Kranke aspiriert, d. h. das Erbrochene ist in die Luftröhre gekommen, man merkt es an der Unregelmäßigkeit der Atmung, am Blauwerden des Gesichts, am Rasseln in der Luftröhre und, wenn die Narkose nicht sehr tief ist, am Hustenreiz, daß das geschilderte Ereignis eingetreten ist, so ist es sofort laut dem Operateur zu melden und dieser bestimmt, ob die Narkose ihren Fortgang nimmt oder so lange unterbrochen wird, bis der gefährliche Zustand vorüber ist. Mundsperrer und Zungenzange sollen nur in Notfällen benutzt werden, man denke daran, wie weh dem Kranken die Zunge nach der Narkose tut, wenn sie mit der Zungenzange bearbeitet worden ist. Beim Gebrauch der Zungenzange ist darauf zu achten, daß sie sehr vorsichtig angelegt wird. Die breite Zange quetscht sonst die Zunge zu sehr und die kleine Hakenzange reißt sie zu leicht wund. Ist es notwendig, daß die Zunge längere Zeit nach vorn gehalten wird, so schlingt man häufig einen dicken Seidenfaden durch die Zunge (dazu eine große, runde, nicht scharfkantige Nadel). Im Notfalle kann man auch mit den Fingern unter Zuhilfenahme eines Tuches die Zunge vorziehen. Wird der Mundsperrer benutzt, so müssen die vorderen Branchen, die in den Mund eingeführt werden, mit Heftpflaster umwickelt sein, weil sonst sehr leicht Zähne ausbrechen können. Beim Einführen muß darauf geachtet werden, daß er möglichst weit nach hinten zwischen die festen Backenzähne geschoben wird. Die vorderen Zähne brechen zu leicht ab, auch hat der Mundsperrer vorne keinen festen Halt.

Die ernsteste Störung während der Narkose ist der plötzliche Atemstillstand, dem der Herzstillstand folgen kann. Dieser kann ohne irgendwelche Vorboten eintreten. Sofort muß die Maske herunter, der Oberkörper tief gelagert und die künstliche Atmung eingeleitet werden, welche der Arzt anordnet und überwacht. Der Sauerstoffapparat und Instrumente zur Tracheotomie müssen zur Hand sein. (Siehe Seite 10 und 115.)

Wer die Narkose übernimmt, muß seine ganze Aufmerksamkeit dem Kranken widmen. Er darf auch unter keinen Umständen den Narkotisierten verlassen, bis dieser wieder aufgewacht oder ordnungsgemäß einem anderen übertragen ist.

Rauschnarkose. Da für kleine operative Eingriffe häufig nur Rauschnarkose nötig ist, so ist es wichtig, daß die Narkoseschwester auch deren Einzelheiten kennen lernt.

Beim Rausch benutzt man zur Operation die kurze Spanne Zeit der Schmerzlosigkeit, die bei der gewöhnlichen Allgemeinnarkose zwischen Beginn und Exzitationsstadium sich einschiebt.

1. **Ätherrausch.** Es werden 20—30 ccm Äther in die große Maske nach Julliard gegossen (Abb. 100). Diese wird gut ausgeschüttelt, damit der Äther nicht auf die Haut tropft. Man hält sie über das Gesicht des Kranken, läßt ihn erst einige Male tief

Luft holen, damit er sich an den Geruch des Äthers gewöhnt, und legt ihm dann erst die Maske fest auf und dichtet sie noch mit einem Tuch ringsum ab. Tritt Erstickungsgefühl ein, so wird die Maske kurz gelüftet. Nach 20 Atemzügen, die vom Narkotiseur genau gezählt werden, ist das kurze Stadium der Empfindungslosigkeit eingetreten. Der Arzt bestimmt, ob die Maske fortgenommen werden soll.

2. Ätherrausch mit Tropfmethode. Die Vorbereitung ist die gleiche wie beim oben beschriebenen Ätherrausch, nur bedient man sich hier der gewöhnlichen Maske nach Schimmelbusch (Abb. 95) oder noch besser der nach Sudeck (Abb. 98). Man legt die trockene Maske auf, tropft nun schnell hintereinander aus der Tropfflasche und läßt den Kranken zählen, am besten von 50 rückwärts. Sobald der Kranke unklar zählt, ist der Augenblick der Empfindungslosigkeit eingetreten.

3. Chloräthylrausch. Er hat in neuerer Zeit den Ätherrausch vielfach verdrängt. Er eignet sich sehr gut für kleinere Eingriffe, weil er, wird er richtig ausgeführt, für den Kranken keine oder nur geringe Nachwirkungen hat, nicht, wie wir sie beim Ätherrausch manches Mal als Erbrechen, Kopfschmerz, Schwindelgefühl haben.

Es wird eine kleine Maske, die Mund und Nase dicht abschließt, oder eine dichte Mullkompresse (8fach), die dreieckig zusammengelegt wird, gebraucht. 2—3 ccm Chloräthyl werden in einem kleinen graduierten Gläschen abgemessen, in die Maske gegossen und dem Kranken aufgelegt, oder besser die trockene Maske wird aufgelegt und schnell getropft, während der Kranke zählt. Die Tropfenzahl des Chloräthyls aus der Röhre erreicht man, wenn der Verschluß nur so weit geöffnet wird, daß die Flüssigkeit nicht als Strahl entweichen kann. Der Kranke wird ermahnt, zwischen 2 Zahlen einen tiefen Atemzug zu tun. Sobald das Zählen ungenau wird, d. h. nach etwa 10—20 Atemzügen, tritt das kurze Stadium der Empfindungslosigkeit ein. Das Bewußtsein ist in der Regel nicht ganz geschwunden.

Auf alle Fälle ist zu vermeiden, daß der Kranke in der Rauschnarkose in das Erregungsstadium kommt. Auf Anordnung des Arztes wird dann entweder die Tropf-Narkose angeschlossen, oder man läßt den Kranken immer wieder aufwachen und narkotisiert ihn wieder von neuem.

Eine allgemeine Narkose mit Chloräthyl wird wegen der damit verbundenen großen Gefahren nicht ausgeführt.

Nach Beendigung des Eingriffes im Rausch ist es erwünscht, den Kranken möglichst schnell wieder zum Bewußtsein zu bringen. Am leichtesten gelingt dies durch Anruf mit dem eigenen Namen des Kranken, deshalb ist es zweckmäßig, sich diesen vorher sagen zu lassen und zu merken. **Narkosenapparate.** Narkosenapparate, die dem Kranken neben den Ätherdämpfen gleichzeitig Sauerstoff zuführen, werden viel benutzt. Beschreiben lassen sich diese Apparate schlecht, sie müssen praktisch erlernt werden. Wer gut narkotisieren kann, wird auch Narkosenapparate bedienen können. Am gebräuchlichsten

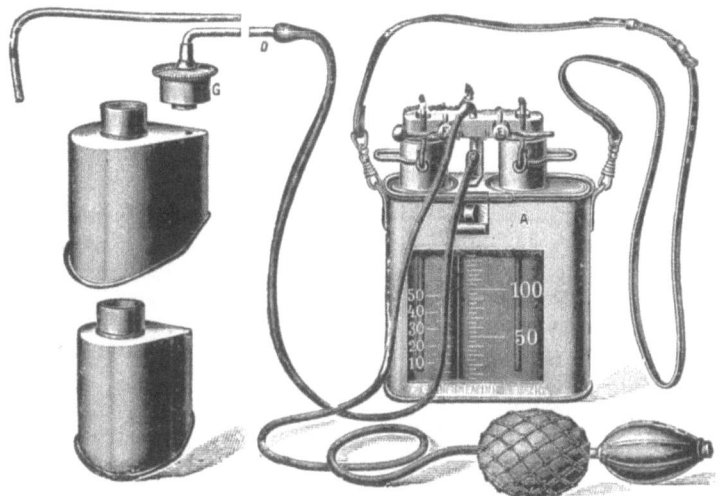

Abb. 107. Apparat zur Äther-Chloroformmischnarkose nach Braun mit Doppelgebläse und zwei Masken.

Der Apparat besitzt eine größere Flasche für Äther und eine kleinere für Chloroform. Der mittels des Doppelgebläses der Maske zugeführte Luftstrom kann nach Belieben durch den Äther oder das Chloroform oder durch beide Narkotika gepreßt werden. Durch zwei Hähne kann die Zufuhr der Dämpfe reguliert und Chloroform oder Äther ganz abgestellt werden.

ist wohl wegen seiner vorzüglichsten Konstruktion und einfachen Bedienung der Roth-Dräger-Apparat. Der Apparat gestattet:
1. Die reine Chloroform-Narkose in Verbindung mit Sauerstoff,
2. die reine Äther-Narkose in Verbindung mit Sauerstoff,
3. eine Mischnarkose, bei welcher die beiden Narkotika Chloroform und Äther in beliebigen Mengen gemischt werden können.

Der Apparat nach Braun ist ebenfalls sehr zweckmäßig. Wir machen von solchen Apparaten wenig Gebrauch. Die Druckdifferenznarkose nach Sauerbruch bei Lungenoperationen wird stets von einem Arzt ausgeführt, doch muß die Operationsschwester mit der Bedienung des Apparates vertraut sein. Die

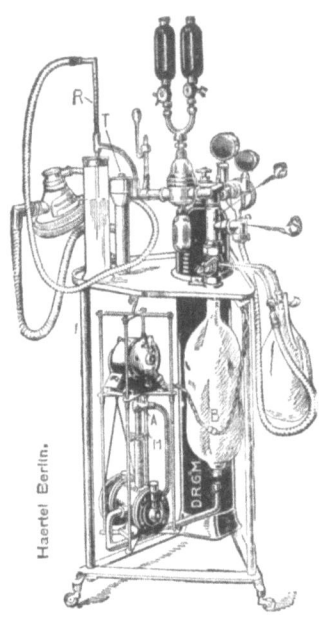

Abb. 108 und 109 zeigen die Apparate nach Lotsch und Tiegel. Man wähle stets die einfachsten Apparate. Es ist im Operationssaal nichts unbrauchbarer, als ein zu komplizierter Apparat, den im entscheidenden Augenblick niemand bedienen kann (Bedienung der Sauerstoffbomben s. S. 10).

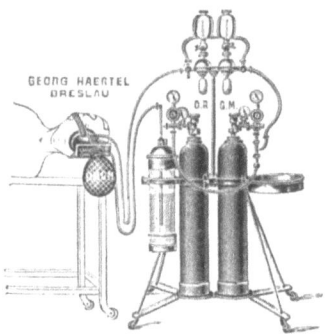

Abb. 108. Der Überdruckapparat nach Lotsch ist mit einem Elektromotor oder mit Sauerstoff in Betrieb zu setzen.

Abb. 109. Der Überdruckapparat nach Tiegel erfordert nur die Verwendung von Sauerstoff.

VIII. Das Instrumentieren während der Operation.

Wie instrumentiert werden muß, lernt man nicht aus Büchern, es muß praktisch erlernt werden, deshalb will ich auch auf Einzelheiten, die eine Anfängerin nur verwirren, nicht näher eingehen, denn die beste Theorie in die Praxis umgesetzt, erweist sich oft als undurchführbar. Aber jeder tüchtigen Operationsschwester möchte ich ans Herz legen, sich der Ausbildung junger Schwestern mit Hingabe zu widmen, nur so bekommen wir einen tüchtigen Nachwuchs und sind dann auch wirkliche Helferinnen der operierenden Ärzte.

Allgemeine Ausführungen. Die Operationsschwester trägt während der Operation eine Haube oder ein Kopftuch, welches die Haare ganz verdeckt, eine Mundmaske und Gummihandschuhe.

Ihre Hände muß die Operationsschwester vor allen Infektionskeimen streng hüten, sie darf keine Eiterbecken, überhaupt nichts Schmutziges anfassen, eitrige Verbände sind nur mit Pinzetten abzunehmen.

Allgemeine Ausführungen. 85

Die Eiterkeime haften lange an den Händen (s. Händedesinfektion S. 4). Immer und immer wieder muß betont werden, daß mit der größten Gewissenhaftigkeit gearbeitet werden muß, denn die Gesundheit des Kranken hängt von unserem Arbeiten ab. Das Instrumentieren muß jedem Betrieb angepaßt sein. In der Regel instrumentiert die Operationsschwester den Ärzten in die Hand, d. h. sie reicht jedes Instrument zu, wechselt die Stieltupfer aus, steckt die Nadeln in den Nadelhalter und hält auch, wenn es nötig ist, Haken. So ist es für den Operateur am bequemsten, vorausgesetzt, daß die Schwester gut eingearbeitet und geschickt ist. Ist es eine Anfängerin, dann ist es besser, wenn sie die Instrumente nur sortiert und sie dem Operateur handgerecht hinlegt, sie würde zu leicht falsche Instrumente geben, was nur störend wirkt.

Die Schwester muß streng darauf achten daß sie nicht mit blutigen Händen in die Wäsche- oder Verbandkessel greift, dazu muß stets eine Faßzange (lange Kornzange) genommen werden, die nur für sterile Sachen bleibt. Die mit blutigen Händen berührten Verbandstoffe dürfen für eine 2. Operation nicht verwendet werden. Dasselbe gilt für Seide und Katgut; zum Abschneiden des Nahtmaterials muß stets eine saubere sterile Schere und Pinzette genommen werden, oder Seide und Katgut müssen wieder sterilisiert werden (s. Nahtmaterial S. 43).

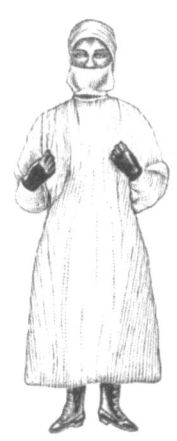

Abb. 110. Operationsschwester mit Kopftuch, Mundtuch, sterilem Mantel und Gummihandschuhen. Die aseptischen Hände sind stets hochzuhalten, auf keinen Fall dürfen sie herunterhängen.

Diese Art des Instrumentierens ist nur dann durchzuführen, wenn nur an einem Tisch operiert wird und zwischen zwei aufeinanderfolgenden Operationen so viel Zeit bleibt, daß die Instrumente frisch ausgekocht werden und die Schwester sich neu desinfizieren kann.

Es ist unbedingt notwendig, daß stets ein besonderer, steril abgedeckter Tisch bereit steht, auf dem alle sterilen Reservesachen liegen, die alle nur mit sauberen sterilen Faßzangen (langen Kornzangen) angefaßt werden dürfen, wenn die Schwester direkt am Operationstisch instrumentiert und blutige Sachen anfassen muß. Grundsätzlich sind nach jeder Operation alle Instrumente, die auf dem für die Operation bestimmt gewesenen Tischchen gelegen haben, auch wenn sie nicht gebraucht worden sind, sofort wieder auszukochen und auf keinen Fall gleich wieder für die nächste Operation zu gebrauchen. Katgutreste und Seide sind ebenfalls beiseite zu legen und wieder frisch zu sterilisieren.

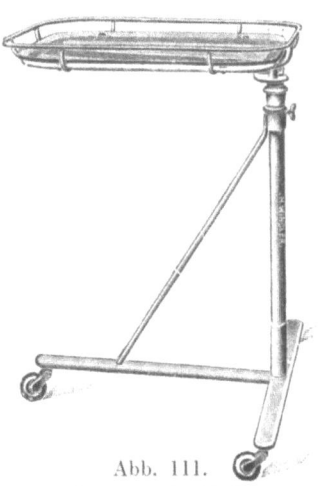

Abb. 111.
Instrumententisch.

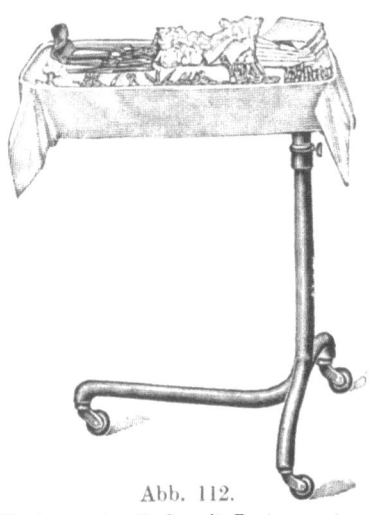

Abb. 112.
Instrumententisch mit Instrumenten.

Bei eitrigen Operationen, wie bei Empyemen, Peritonitis, Abszessen usw. darf die Operationsschwester die eitrigen Sachen nicht anfassen, zum Zureichen soll sie Faßzangen nehmen, sie selbst soll sich vollkommen steril halten, weil sie sonst zu leicht die Eiterkeime auf aseptische Operationen übertragen kann. Deshalb bleibt in einem großen Betrieb eine Schwester absolut aseptisch, die das sterile Material und die Instrumente an die einzelnen Operationstische weiter zu geben hat.

Die Operationsschwester soll stets mit Gummihandschuhen arbeiten. Unbedingt notwendig ist dies für Privatkliniken, weil da die Operationsschwester sehr oft mitassistieren und auch sonst überall mithelfen muß. Sie kann also ihre Hände nicht immer so schützen, wie sie es sollte.

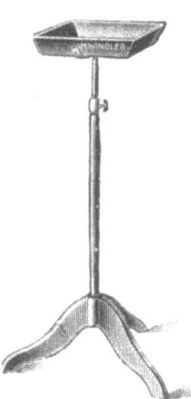

Abb. 113. Schale für gebrauchte Instrumente.

Am Instrumententisch hat absolute Ruhe zu herrschen. Während des Instrumentierens bei einer Operation darf die Operationsschwester nur das sachlich Notwendigste sagen, unter keinen Umständen den operierenden Ärzten widersprechen, auch das Zureichen nicht mit irgendwelchen Reden begleiten. Dies wirkt lästig und störend.

Eine Operationsschwester, die nicht schweigen kann oder schweigen lernt, wird es als solche nicht weit bringen.

Zurechtlegen der Instrumente. Eine Viertelstunde vor Beginn der ersten Operation soll die Operationsschwester desinfiziert sein, besonders aber dann, wenn mehrere Operationen einander folgen, damit sie Zeit hat, die Instrumente zurecht zu legen und zu ordnen. Von diesen können die zu jeder Operation notwendigsten auf einen kleinen verstellbaren Tisch gelegt werden, der sich leicht über den auf dem Operationstisch liegenden Kranken schieben läßt. Der Operateur kann dann mit einem raschen Griff das Gewünschte selbst wählen. Der kleine Tisch muß immer wieder in Ordnung gebracht werden und muß, wenn es irgend geht, zur Rechten des operierenden Arztes stehen. Auch stelle man in erreichbare Nähe eine Schale, in welche die Ärzte die gebrauchten Instrumente, die während der Operation ausgewechselt werden müssen, legen können (Abb. 113).

Unmittelbar vor jeder Operation werden auf einem kleinen Tisch, der gut mit sterilen Tüchern abgedeckt wird (Abb. 112), folgende Instrumente zurechtgelegt, die auf dem Tisch zu jeder Operation stets ihren bestimmten Platz haben müssen.

10 Arterienklemmen nach v. Bergmann,
6 Arterienklemmen nach Kocher,
2 chirurgische Pinzetten,
2 anatomische Pinzetten,
2 gebogene Scheren,
1 gerade Schere,
2 mittelgroße scharfe Haken,
2 schmale stumpfe Haken,
1 Skalpell,
4 Tuchklemmen,
1 Stieltupfer,
lose Tupfer.

Die übrigen für die einzelnen Operationen nötigen Instrumente werden, um auf dem Instrumententisch kein unübersichtliches Durcheinander entstehen zu lassen, nach Bedarf zugereicht.

Für Bauchoperationen kommen zu diesen Instrumenten noch hinzu: ungefähr 8 Mikuliczklemmen zum Fassen des Bauchfells (Peritoneum), ein Bauchhaken, Perltücher und Mullkompressen.

88 Das Instrumentieren während der Operation.

Um den Bauchinhalt vor Berührung mit den Bauchdecken zu schützen oder Infektionskeime des Bauchinnern nicht in die Operationswunde hineinkommen zu lassen, nehmen wir zum

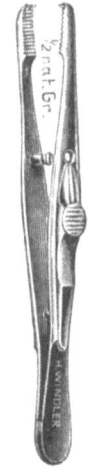

Abb. 114. Arterienklemme nach v. Bergmann.

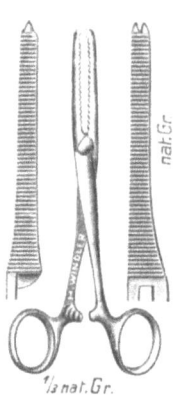

Abb. 115. Arterienklemme nach Kocher.

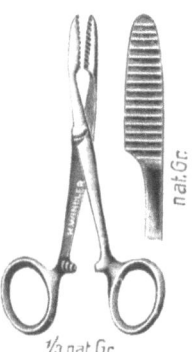

Abb. 116. Arterienklemme nach Péan.

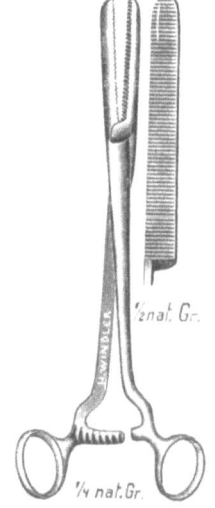

Abb. 117. Lange Arterienklemme nach Kocher.

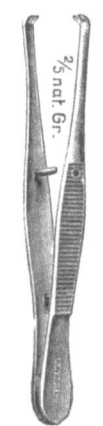

Abb. 118. Chirurgische Pinzette.

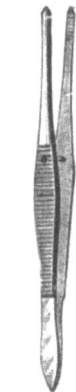

Abb. 119. Anatomische Pinzette.

Allgemeine Ausführungen. 89

Abdecken außer den Perltüchern noch undurchlässigen, auskochbaren Stoff (Mosettigbatist), der mit den Doyenschen Klemmen (Abb. 132) an den Bauchdecken befestigt wird.

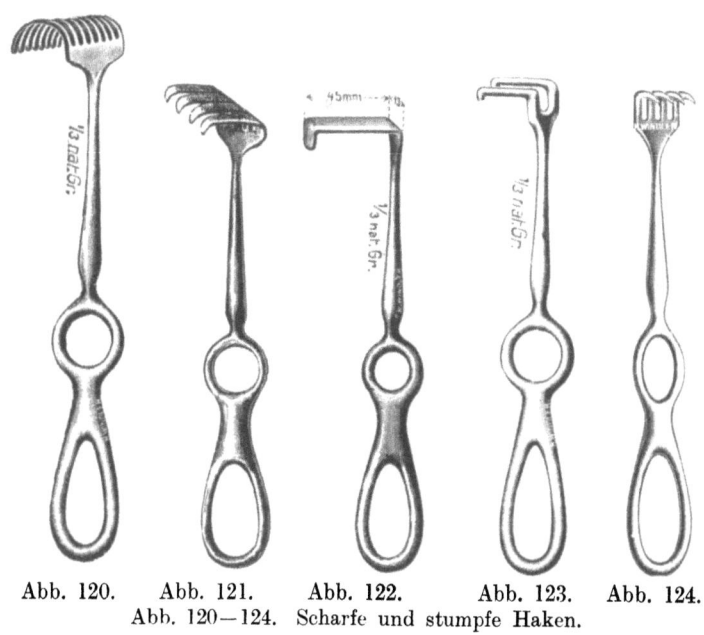

Abb. 120.   Abb. 121.   Abb. 122.   Abb. 123.   Abb. 124.
Abb. 120—124. Scharfe und stumpfe Haken.

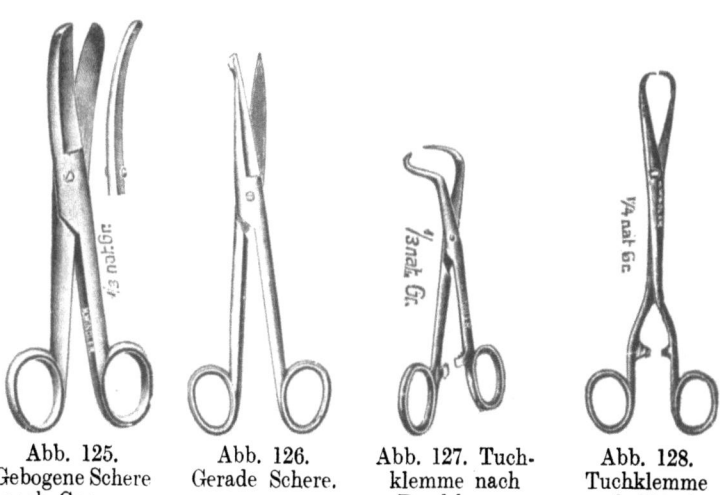

Abb. 125.   Abb. 126.   Abb. 127. Tuch-   Abb. 128.
Gebogene Schere   Gerade Schere.   klemme nach   Tuchklemme
nach Cooper.   Backhaus.   nach König.

Je nach Art der Operationen am Knochen müssen zu den oben aufgeführten Instrumenten bereit liegen: Elevatorien, Raspatorien, scharfe Löffel, gerade Meißel und Hohlmeißel, Hammer, Luersche Zangen, Knochenfaßzange, Listonsche Knochenschere, Sequesterzange, einzinkige scharfe Knochenhaken, Sägen, Bohrer usw. (s. Operationen im einzelnen Kapitel IX).

Auch während des Operierens müssen die Instrumente gut durchprobiert und solche, welche schwer auf- und zugehen, wie Scheren, Klemmen, Nadelhalter usw., mit sterilem, flüssigem Paraffin, Seifenspiritus oder Vaseline geölt werden. Dazu gießt man etwas steriles Paraffin oder Vaseline in ein steriles Schälchen und stellt es zu den Instrumenten. Paraffin oder Vaseline kocht man in einem kleinen Glaskölbchen oder in einem Emailletöpfchen und läßt es noch flüssig in ein steriles Schälchen gießen.

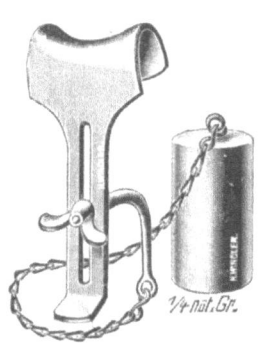

Abb. 129. Haken mit Gewicht, auswechselbar für scharfe Haken.

Das Einfädeln der Nadeln. Je nach den Gewohnheiten der Ärzte werden verschiedene Nadelhalter und Nadeln verwandt. Im allgemeinen aber merke man sich, außerhalb der Bauchhöhle wird mit scharfkantigen Nadeln genäht; sobald der Bauch offen ist, werden runde Nadeln genommen. Nadeln mit federndem Öhr sind nicht zu empfehlen, das Einfädeln geht nicht schneller, auch das Öhr bricht leicht durch. Beim Einfädeln achte man streng darauf, daß der Faden nicht hängt und nicht mit unsterilen Gegenständen in Berührung kommt, man behält deshalb das Fadenende in der linken Hand.

Unterbinden. Zum Unterbinden der Gefäße wird entweder Seide oder Katgut genommen. Die Fäden dürfen nicht zu kurz, auch nicht zu lang sein. Auch muß darauf geachtet werden, daß nach der Operation nicht zuviel Katgut auf dem Tisch zurück bleibt, das dann weggeworfen wird. Mit der Zeit lernt man ganz gut schätzen, wieviel Katgut für jede Operation gebraucht wird. Gebrauchtes Katgut kann wieder sterilisiert werden (s. Katgut S. 45).

Genäht wird entweder mit Einzel- oder fortlaufendem Faden. Ein Einzelfaden ist ungefähr 40 cm lang, ein fortlaufender 80 bis 90 cm. Das ist natürlich nur ein ungefähres Maß. Es richtet sich immer nach den Gewohnheiten der Operateure und nach der Operation selbst. In einer großen Tiefe muß ein Einzelfaden viel länger sein als in den oberen Schichten, und für einen kleinen

Allgemeine Ausführungen. 91

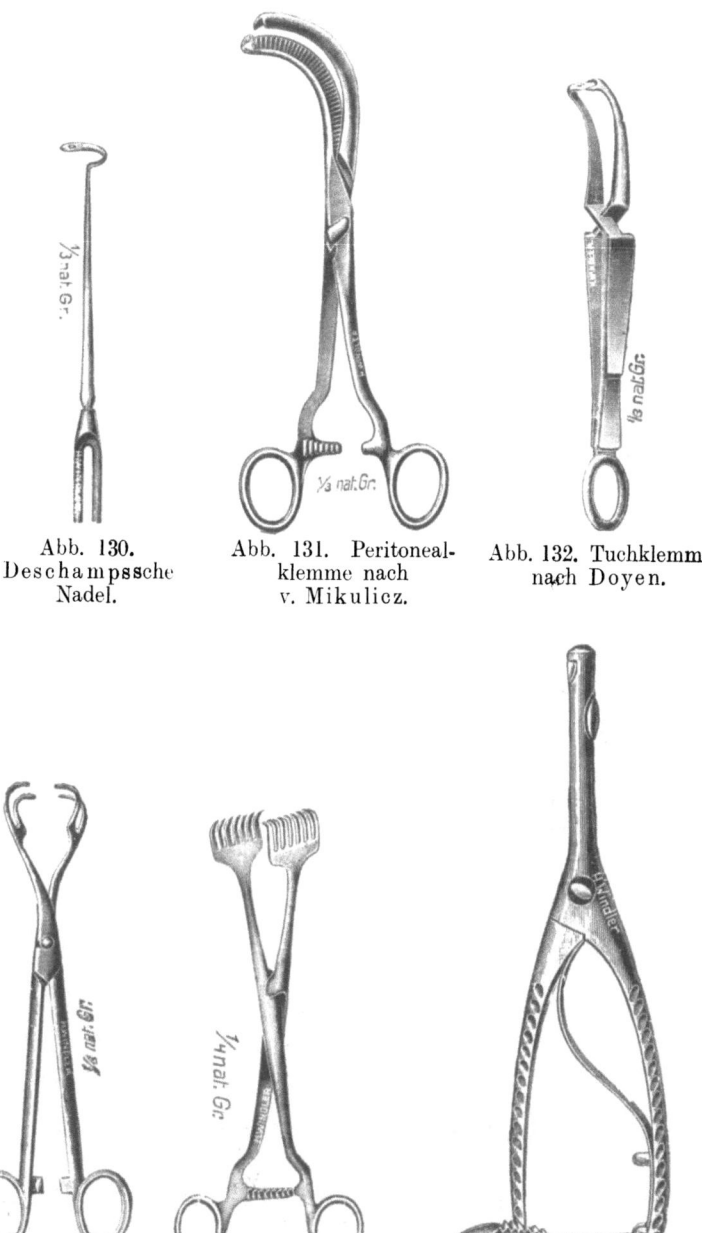

Abb. 130. Deschampssche Nadel.   Abb. 131. Peritonealklemme nach v. Mikulicz.   Abb. 132. Tuchklemme nach Doyen.

Abb. 133 und 134. Muzeuxsche Zangen.   Abb. 135. Hagedornnadelhalter.

Schnitt ist nur eine kurze fortlaufende Naht nötig. In sehr vielen Kliniken wird die Haut geklammert. Am **gebräuchlichsten** sind

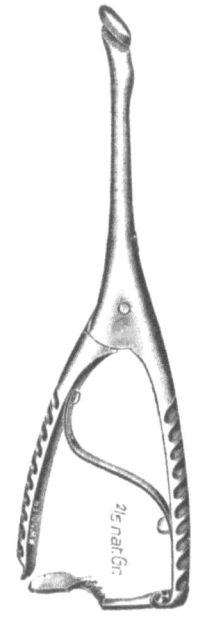
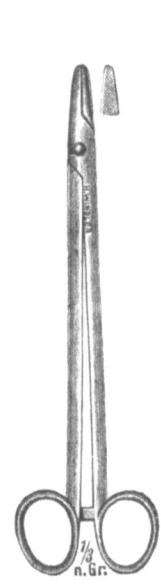
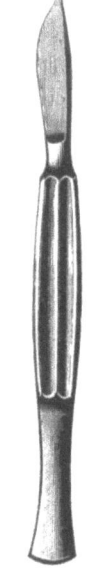

Abb. 136. Schiefmaul- nadelhalter. Abb. 137. Nadelhalter nach Hegar. Abb. 138. Skalpell.

die Klammern nach Michel und v. Herff (Abb. 142 u. 144). Die Klammern nach v. Herff sind praktischer, weil sie immer wieder benutzt werden können, auch sind zum Zuklammern keine besonderen Instrumente nötig.

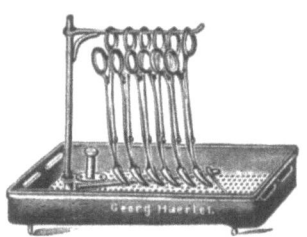

Abb. 139. Sieb mit Vorrichtung [zum Anhängen von Tuchklemmen usw.

Wird eine Bleiplattennaht gemacht, so gehören dazu: 2 runde Bleiplatten, die man sich aus Bleiblech von $3/4$ bis 1 mm Dicke herausschneidet, gelochte Bleiperlen, Metallnagel, um Löcher in die Bleiplatten zu bohren, scharfe Nadeln, Nadelhalter, eine Flachzange und mittelstarke Seide.

Feine Seide und Zwirn wird am besten am Öhr kurz angeknotet, weil sonst der Faden zu leicht herausrutscht. Wird viel mit Seide genäht, ist es zweckmäßig, sich Nadeln vorher einzufädeln. Es empfiehlt

Allgemeine Ausführungen. 93

sich aber nicht, die eingefädelten Nadeln mit den Instrumenten mitzukochen, weil die feine Seide durch Soda brüchig wird.

Um sich einen Vorrat eingefädelter Nadeln zu verschaffen, empfiehlt sich folgendes Verfahren. Die Nadeln werden steril eingefädelt, der Faden am Öhr geknotet und in einen zusammengefalteten sterilen Mullstreifen gesteckt (Abb. 140). Der Mullstreifen wird dann glattgezogen, der Faden zieht sich durch den ganzen Mullstreifen, ohne daß sich die Fäden gegenseitig verschlingen, wie das sonst leicht geschieht. So können 12 Nadeln in einen Mullstreifen gesteckt werden. Die Mullstreifen mit den Nadeln werden zusammengelegt, die Nadeln nach innen und in ein steriles Tuch eingeschlagen.

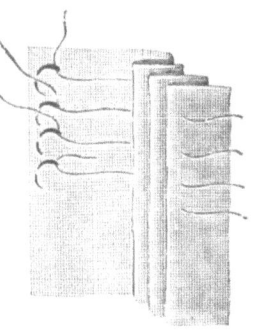

Abb. 140. Nadelkissen.

Mullstreifen mit eingefädelten Nadeln im Dampf zu sterilisieren, empfiehlt sich deshalb nicht, weil durch den Dampf die Nadeln rostig und die Fäden brüchig werden, die dann am Öhr durchrosten.

An jedem Operationstisch soll ein Korb oder Eimer für blutige Tupfer stehen. Während der Operation werden blutige Tupfer,

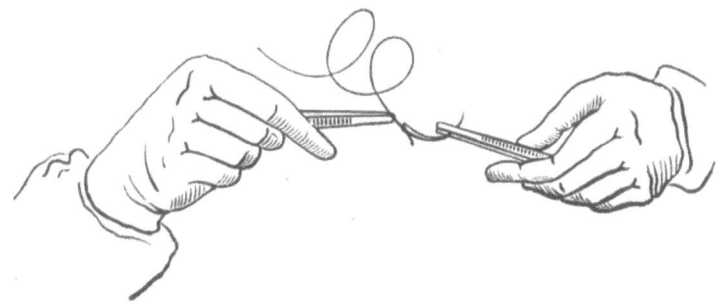

Abb. 141. Einfädeln der Nadeln mit zwei anatomischen Pinzetten.
(Das eine Fadenende wird zum Einfädeln mit der Pinzette kurz gefaßt, das andere Fadenende darf unsterilisierte Gegenstände nicht berühren.)

die auf die Erde fallen, mit der hierfür bestimmten Zange aufgesammelt, auch Instrumente sollen sofort wieder aufgehoben und gekocht werden. Der Operationssaal soll auch während des Operierens ordentlich aussehen.

Zählen der Instrumente und Tücher während der Operation.

Bei Operationen in der freien Bauchhöhle (gynäkologische Operationen) müssen die Instrumente und Perltücher vor, während und nach der Operation genau gezählt werden. Die Perlen an den Bauchtüchern sind zu diesem Zweck in der Regel numeriert. Dies geschieht deshalb, weil zu leicht ein Instrument oder ein Bauchtuch in der Bauchhöhle verloren gehen kann.

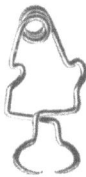
Abb. 142. Klammer nach v. Herff.

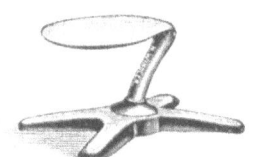
Abb. 143. Beckenbänkchen nach Borchardt.

Zurechtstellen zum Verband.

Kurz vor Beendigung der Operation muß alles zum Verband zurechtgestellt werden: Mastisol oder Heftpflaster, Watte oder Zellstoff und Binden, bei Bauchoperationen das Beckenbänkchen. Bei Operationen an den Gliedmaßen muß man den zur Ruhigstellung im Einzelfalle notwendigen Schienenverband usw. rechtzeitig vollständig vorbereiten lassen. Für die oberen Extremitäten werden entweder Kramersche Schienen, rechtwinkelige oder gerade Pappschienen, je nach Art oder Sitz der Erkrankung des Gliedes gebraucht. Bei den unteren Extremitäten nimmt man in der Regel Volkmannsche Schienen. Die Schienen werden schon vor der Operation am gesunden Glied abgemessen, zurechtgeschnitten und gebogen. Alle scharfen Ecken der Pappschienen müssen abgerundet werden. Nie soll dies am kranken Glied geschehen, weil dadurch nicht allein unnötige Schmerzen verursacht werden, sondern auch ein Knochenbruch, dessen Enden gut stehen, verschoben und aus seiner Lage gebracht werden kann. Die Polsterung geschieht nur auf der Seite, die dem Gliede angelegt wird, die Außenseite zu polstern, wäre Verschwendung. Beim Polstern der Schienen ist darauf zu achten, daß an den Stellen, wo die Schiene an vorspringenden Knochenteilen oder Gelenken fest aufliegt, ganz besonders gut gepolstert werden muß. Die Wattepolsterung wird mit einer Binde an die Schiene fest-

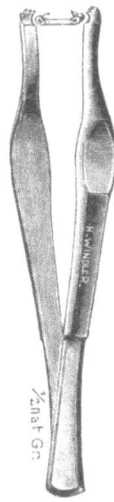
Abb. 144. Klammer nach Michel.

gewickelt. Handelt es sich um eine eitrige Wunde, so tut man gut, auf die fertig gepolsterte Schiene noch ein Stück Billrothbatist zu legen, die Schiene braucht dann nicht bei jedem größeren Verbandwechsel frisch gepolstert zu werden.

Ferner ist beizeiten die Station, zu der der Operierte gehört, zu benachrichtigen, damit er nach der Operation sofort in die Bettwärme und ins Krankenzimmer kommt. Bei ausgebluteten Kranken wird das Bett mit Wärmflaschen erwärmt; kann das Bett nicht in den Operationssaal geschafft werden, so muß die Tragbahre mit genügend Decken versehen sein, denn gerade nach der Operation erkälten sich die Kranken sehr leicht.

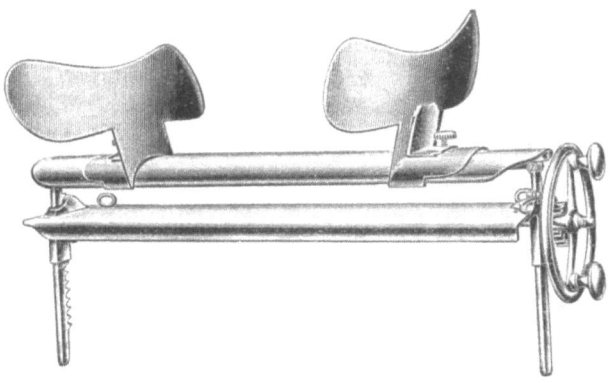

Abb. 145. Nierenstütze nach Pillet, auf jeden Operationstisch passend. Zwei Platten können beliebig voneinander entfernt werden, die obere Platte trägt zwei löffelartige, der Rücken- bzw. Bauchform entsprechende Stützen, die durch Schraubvorrichtung festgestellt werden können. Der Apparat ermöglicht ein Hervorwölben der betreffenden Nierengegend und zugleich ein Fixieren des Patienten in der gewünschten Lage.

Da Kranke manches Mal sofort nach der Operation Kochsalz subkutan oder intravenös erhalten müssen, so muß auch dazu alles beizeiten vorbereitet werden (s. Kochsalz).

Der Kranke auf dem Operationstisch. Auch während der Operation sollen die Kranken nach Möglichkeit gut zugedeckt werden. Man versuchte die Operationstische durch elektrische Heizkissen zu erwärmen. Bis jetzt hat es sich noch kaum bewährt, weil Verbrennungen zu leicht möglich sind. Sehr zu empfehlen ist es, den Kranken bei großen Bauchoperationen lange, weiße Wollstrümpfe anzuziehen, wie es in Frauenkliniken üblich ist.

Lagerungskissen. Um die Kranken für die Operation bequem und richtig lagern zu können, gibt es mit Roßhaar gefüllte viereckige Kissen, Halbrollen und Rollen, die mit festem Wachstuch überzogen sein müssen. Bei Nieren-, Gallen- und Kropfoperationen bewährt sich die Stütze nach Pillet (Abb. 145) sehr gut. Die beiden löffelartigen Stützen sind nicht unbedingt erforderlich.

Sandsäcke. Für die meisten Operationen an den Gliedmaßen muß ein Sandsack unter das Glied gelegt werden. Säckchen aus Nessel werden genäht, mit ganz trockenem, feinem, sauberem Sand

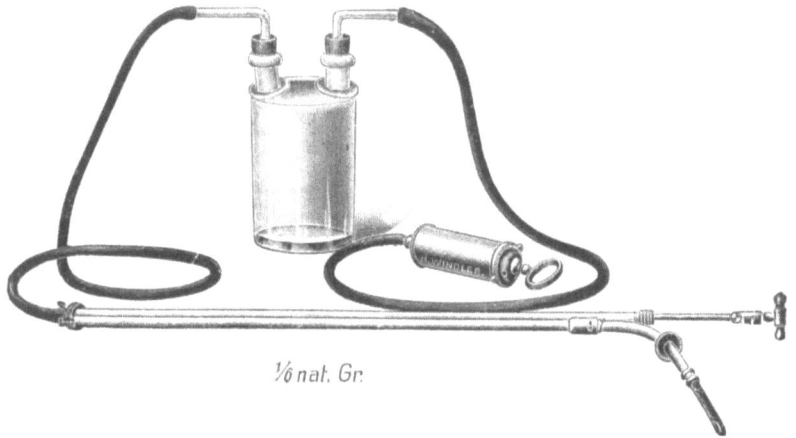

Abb. 146. Saugflasche mit Darmsaugeapparat nach Klapp.

gefüllt und mit festem Gummituch bezogen. Nach jeder Operation müssen sie mit Lysol- oder Karbolwasser abgewaschen werden.

Handtisch. Für Operationen an der Hand und am Arm muß ein kleiner, viereckiger, feststehender, mit Zinkblech beschlagener Holztisch da sein, den man sich am besten vom Tischler besonders hierfür anfertigen läßt.

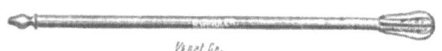

Abb. 147. Saugapparat nach Klapp.

Saugapparat. Zum Aussaugen von Flüssigkeiten, Eiter usw. aus der Brust-, Bauchhöhle, Darm usw. benutzt man einen Saugapparat. Er besteht aus einer zweihalsigen breiten Flasche, mit durch Schläuche montierter Saugpumpe einerseits und einem trokarartigen Instrument andererseits (Abb. 146). Der Schlauch mit dem Ansatz muß steril sein. In der nebenstehenden Abbildung ist statt des Trokars ein Apparat von Klapp angebracht, der zum Aussaugen des Darminhalts bei Ileus dient. Das in Abb. 147 ebenfalls von Klapp angegebene Instrument bewährt sich beim Aussaugen der Bauchhöhle, bei Peritonitis, sehr gut. Es hat vor den Öffnungen eine Art Gitter, welches das Ansaugen von Netz verhindert.

Die Saugpumpe hat in der Regel einen Lederstempel, der beim langen Liegen undicht wird. Von Zeit zu Zeit müssen die Lederplatten etwas auseinandergebogen und mit flüssigem Paraffin eingefettet werden. Ist der Stempel noch nicht genügend gequollen, so wird er 24 Stunden in Petroleumäther gelegt und dann mit flüssigem Paraffin eingefettet.

Nach jedem operativen Eingriff hat die Operationsschwester dafür zu sorgen, daß alles wieder tadellos gereinigt und in Ordnung gebracht wird (s. V. Der Operationssaal und seine Pflege). Sie muß alles kontrollieren und versieht sie selbst etwas, so soll sie auch den Mut haben, es dem Arzt zu melden.

Für jede größere chirurgische Klinik ist es empfehlenswert, auf einem steril abgedeckten Tisch alles, was zu einer Bauchoperation erforderlich ist, bereitzuhalten, denn dann kann zu jeder Tag- oder Nachtzeit sofort operiert werden.

Die Operationsschwester hat alle Operierten ins Operationsbuch einzutragen, Name, Alter, Diagnose, Art der Operation, Name des Operateurs.

Ferner müssen täglich alle Vorräte nachgesehen und ergänzt und Reparaturen der Instrumente und Spritzen genau aufgeschrieben werden.

Für alles dieses muß die Operationsschwester Sorge tragen, sie muß sich auch den Verlauf der Operationen merken, sie hat auf die Gewohnheiten der einzelnen Operateure zu achten, sie muß mitdenken. Sie erleichtert dadurch den operierenden Ärzten sehr das Arbeiten und trägt so mit zu dem guten Verlauf der Operationen bei.

IX.
Operationen im einzelnen.
Einleitung.

Es ist natürlich nicht möglich, in den nachfolgenden Kapiteln die gesamten Operationen mit allen ihren Modifikationen anzuführen. Wert wurde darauf gelegt, alle typischen darzustellen, so daß sich das hier Fehlende aus diesen Ausführungen ableiten läßt.

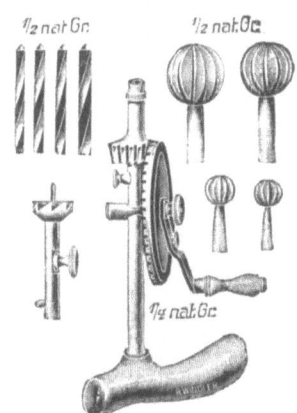

Abb. 148. Bohrapparat nach Stille.

Im allgemeinen ist noch zu bemerken, daß, wenn bei Operationen am Kopf, Hals und Brust eine Allgemeinnarkose gemacht wird, Maske, Kiefersperrer und Zungenzange ausgekocht werden müssen. Auch der Narkotiseur muß aseptisch sein. Die Ätherflasche wird in ein steriles Handtuch eingewickelt, und zwar so, daß der Narkotiseur das länglich zusammen gelegte Tuch in die Hand nimmt, sich die Ätherflasche hineinlegen läßt und dann das Tuch fest um die Flasche wickelt. Die Tropfenzahl muß vorher genau eingestellt werden.

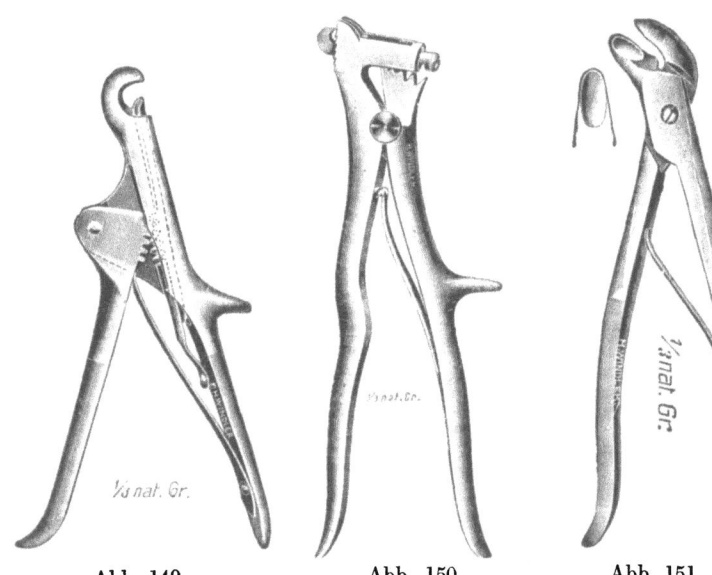

Abb. 149.
Schädelzange nach
Borchardt.

Abb. 150.
Schädelzange nach
Dahlgren-Borchardt.

Abb. 151.
Hohlmeißelzange
nach Borchardt.

1. Operation am Großhirn (Trepanation).

Diese Operation wird teils unter Lokalanästhesie, teils unter Narkose ausgeführt (s. Lokalanästhesie und Narkose S. 67 u. 73).

Gebraucht werden zunächst die bereits beschriebenen, zu jeder Operation benötigten Instrumente (s. S. 87).

Die Heidenhainsche Umstechung, die oft zur Blutstillung gemacht wird, ist eine starke Seidennaht mit großer, recht scharfer Nadel. Hierzu dienen auch die Instrumente nach Makkas (Abb. 152).

Zum Eröffnen der Schädeldecke gibt es verschiedene Instrumente. Alle zu nennen würde zu weit führen. Am gebräuchlichsten

Schädeloperation.

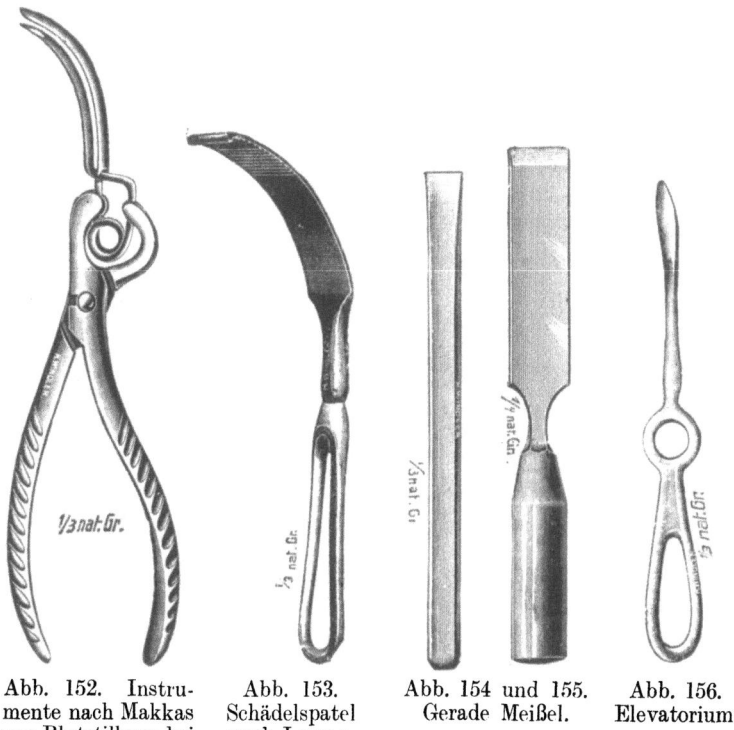

Abb. 152. Instrumente nach Makkas zur Blutstillung bei Schädeloperationen.

Abb. 153. Schädelspatel nach Lexer.

Abb. 154 und 155. Gerade Meißel.

Abb. 156. Elevatorium.

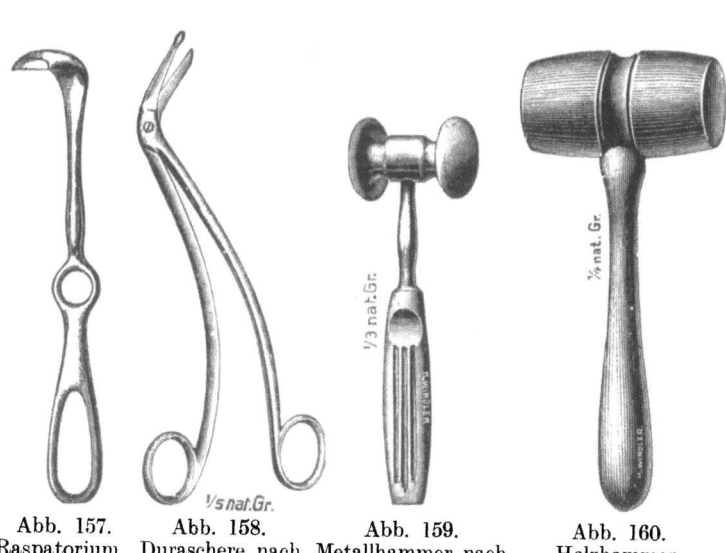

Abb. 157. Raspatorium.

Abb. 158. Duraschere nach Schmieden.

Abb. 159. Metallhammer nach v. Bergmann.

Abb. 160. Holzhammer.

7*

sind jetzt die Zangen nach Dahlgren und Borchardt (Abb. 149 bis 150) und das Bohr- und Fräsinstrumentarium nach Borchardt (Abb. 164)[1]). Dasselbe wird unter Benutzung eines elektrischen Motors verwendet, der auf einem fahrbaren Stativ ruht (Abb. 163). Eine lange, biegsame Welle, die man überall hinleiten kann, überträgt die Umdrehungen auf das sog. Handstück, das den Bohrer oder die Fräsen trägt. Um steril zu arbeiten, wird über die biegsame Betriebswelle ein auskochbarer metallener Schutz-

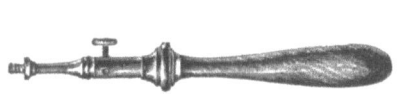

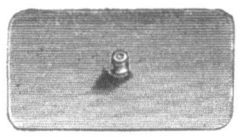

Abb. 161. Elektrodengriffe.   Abb. 161a. Plattenform zum Elektrodengriff.

schlauch geschoben und das sterile Handstück (Abb. 164a) daraufgeschraubt. Man kann auch die biegsame Welle in geeigneter Weise mit einem sterilen Tuch fest umwickeln und dasselbe mit einer Binde oder mit Tuchklammern befestigen. Doch muß darauf geachtet werden, daß durch die Umwicklung keine Behinderung beim Arbeiten eintritt.

Zum Bohren der Löcher werden zuerst die Kugelfräsen f oder i gebraucht. Die Fräsen müssen, damit sie während des

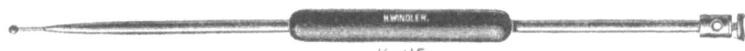

Abb. 162. Hirnreizelektrode nach Krause, mit Platinspitze.

Bohrens nicht herausspringen, festsitzen. Dies muß vorher gut ausprobiert werden. Nach Bohrung der Löcher wird die Kugelfräse ausgewechselt und dafür die gerillte Fräse d in das Handstück gebracht, diese wird auch Pflugschar genannt, weil sie nach Art eines Pfluges eine Furche in den Knochen gräbt. Den hierbei über dem Handstück befindlichen Tiefensteller (Abb. 164b) reguliert der Arzt selbst.

Der Bohrer muß sehr zuverlässig bedient werden, er wird genau auf Kommando des Operateurs langsam bis zur nötigen Stärke eingeschaltet, während das Abstellen plötzlich und schnell geschehen muß.

---

[1]) Reiniger, Gebbert und Schall, Berlin.

Weiter werden gebraucht: breite und schmale Elevatorien (Abb. 156), Raspatorien (Abb. 157), eine Myrtenblattsonde, **gerade Meißel**, Hammer, schmale Luersche oder ähnliche Zangen. **Wird die Schädeldecke nicht aufgefräst, so werden grade Meißel und**

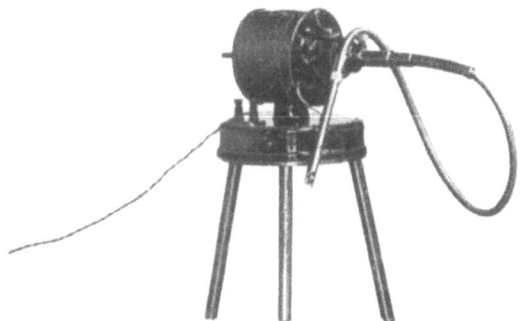

Abb. 163. Elektrischer Motor mit biegsamer Welle.

Hohlmeißel, Dahlgrensche Zangen und Hohlmeißelzangen (Abb. 151) gebraucht, auch wird mitunter die Drahtsäge angewandt.

Zum Spalten der Dura ist nötig: ein kleines, spitzes Messerchen, kleine chirurgische Pinzetten, kleine geknöpfte Schere (Abb. 158).

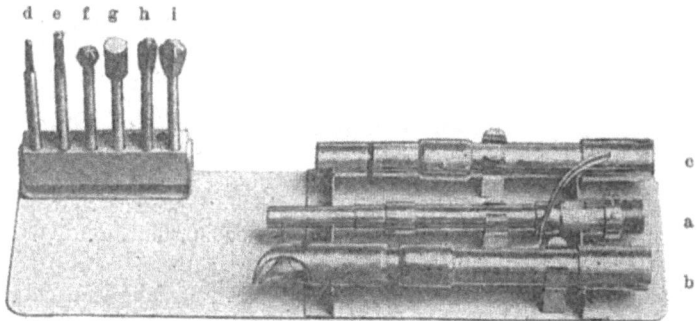

Abb. 164. Bohr- und Fräsinstrumente nach Borchardt.
a Handstück. b Tiefensteller. c Schutzhülse für das Handstück. f—i Kugelfräsen. d—e gerillte Fräsen, auch Pflugschar genannt.

Ein steriles Reagenzglas und eine kleine Rekordspritze mit nicht zu starker Kanüle müssen zur Punktion bereitliegen. Sollen bei Erkrankungen des Gehirns die Zentren elektrisch gereizt werden, so ist dazu die Elektrode nach Krause (Abb. 162), die sich auskochen läßt, notwendig. Der Elektrisier-Apparat muß vorher richtig eingestellt werden.

Zur Blutstillung in der Hirnsubstanz müssen Wachs und kurze Elfenbeinstifte bereit sein. Wachs wird in einem Glaskölbchen oder in einem Emailletöpfchen gekocht und während der Operation in heißes Wasser gestellt, damit es flüssig bleibt. Zur Umstechung der Hirngefäße wird feine Seide oder Katgut mit feiner runder Nadel gebraucht, zum Zunähen der Dura runde Darmnadel mit feinem Katgut oder Seide.

Zum Zunähen der Haut braucht man Einzelkatgut- oder Seidennähte mit scharfen Nadeln.

Die bei einer Operation benützten Bohrer, Fräsen und Handstücke sind in gewöhnlicher Weise zu reinigen. Bei dem die rotierende Welle tragenden Handstück ist unbedingt darauf zu achten, daß sich Wasser und Feuchtigkeit im Innern nicht festsetzen, weil sonst bald die Funktion beeinträchtigt wird; auch spritzt sehr leicht die sich ansammelnde schmutzige Flüssigkeit beim Bohren in die Wunde.

Am besten ist es, wenn das Handstück nach dem Kochen unter Lösung der Befestigungsschrauben auseinandergenommen und gut mit Spiritus gereinigt wird, und wenn die Lagerstellen mäßig mit sterilem, flüssigem Paraffin oder Seifenspiritus eingeölt werden. Derart behandelte Handstücke werden stets funktionieren. Auch sind die Handstücke jetzt so hergestellt, daß sie mit Leichtigkeit auseinandergeschraubt und wieder zusammengesetzt werden können. Zudem wird ständig an ihrer Verbesserung gearbeitet. Unzweckmäßig ist es dagegen, die Handstücke in trockener Hitze keimfrei machen zu wollen, weil dadurch das Öl in den Lagern eindickt und deswegen der rotierende Teil des Handstückes sich festsetzen muß. Auch würde dieses Sterilisieren, wenn auf das Handstück gewartet wird, da es wenigstens eine halbe bis eine Stunde beansprucht, dem Operateur zu lange dauern.

Wir schrauben also die ausgekochten Handstücke vor jeder Operation mit einem kleinen, sterilen Schraubenzieher auseinander (aufgepaßt muß werden, daß die Schräubchen währenddessen nicht verloren gehen), reinigen sie gut mit Spiritus, nehmen zum Einfetten der Lagerstellen an Stelle des sterilem Öls etwas Seifenspiritus und können bei dieser Vorbehandlung auf ein glattes, ungestörtes Arbeiten unseres Instrumentes rechnen.

Der Motor muß von Zeit zu Zeit vorsichtig geölt werden. Die Fräsen kommen, sobald sie nicht mehr scharf genug sind, zum Schleifen.

2. Operation am Kleinhirn.

Man braucht dieselben Instrumente wie bei der Trepanation, nur wird hier anstatt mit der Fräse fast ausschließlich mit Meißel

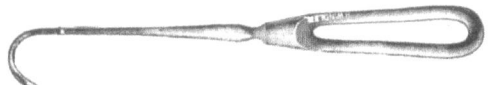

Abb. 165. Unterbindungsnadel nach Leopold. Sehr zweckmäßig zum Unterbinden des Sinus.

und schmalen Luerschen Zangen gearbeitet. Zum Unterbinden des Sinus nimmt man Deschampsche Nadel mit dickem Katgut (Abb. 165).

3. Operation an der Wirbelsäule und am Rückenmark.

Gebraucht werden die üblichen Weichteil- und Knocheninstrumente (s. S. 87), breiter gerader Meißel zum Zurückschieben der Muskeln, Luersche Zangen, Hohlmeißel und Hammer; zum Eröffnen der Dura kleines spitzes Messerchen, feine chirurgische Pinzetten und Duraschere. Bei der Försterschen Operation auch sterile Elektroden (s. Schädeloperation) und den Elektrisierapparat, der vorher geprüft und eingestellt werden muß, ferner stumpfe einzinkige Häkchen (Schielhäkchen) richten. Als Haltefäden für die Dura braucht man feine Seide in Darmnadeln. Wegen der starken parenchymatösen Blutung muß in einer sterilen Schale heiße, sterile physiologische Kochsalzlösung, in die große Kompressen für die vorübergehende Tamponade getaucht werden, bereit stehen.

Zum Zunähen der Dura wird feines Katgut in Darmnadeln gebraucht, zum Zunähen der Muskeln große scharfe Nadeln mit starkem Katgut.

Mitunter werden mittelstarke Drahtnähte gelegt, dazu eignen sich sehr gut gestielte Nadeln (Abb. 166)

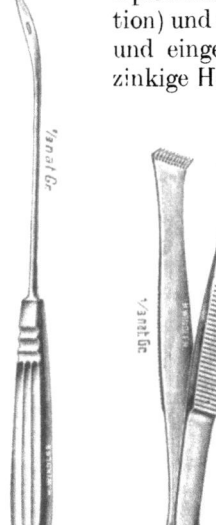

Abb. 166. Gestielte Nadel.   Abb. 167. Breite Pinzette.

4. Lumbalpunktion.

Zum Messen des Liquordruckes benutzen wir den einfachen Quinckeschen Apparat, bestehend aus einem dünnen Gummischlauch, der mittels eines Ansatzstückes auf die Kanüle paßt und der ein kleines abgebogenes Glasrohr hat; auch einige sterile Reagenzgläser und eine Spirituslampe müssen zur Hand sein. (Über Lumbalkanülen s. auch Rückenmarksanästhesie S. 70.) Die Abbildungen 168 und 169 zeigen den Apparat nach Quincke und einen etwas komplizierteren nach Krönig.

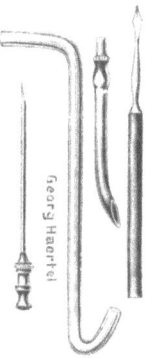
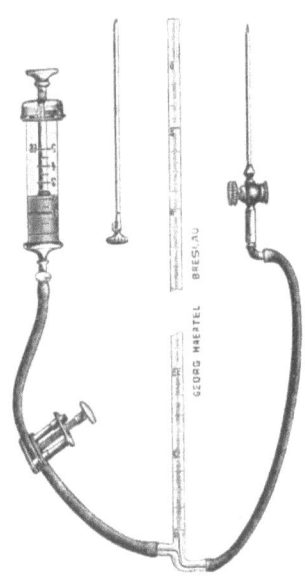

Abb. 168. Lumbalpunktionsapparat nach Quincke.

Abb. 169. Instrumentarium nach Krönig zur Lumbalpunktion, bestehend aus einer Spritze von 5 g Inhalt, Glassteigerohr mit Skala, Hohlnadel mit Obturator und Hahn, Quetschhahn und 2 Schlauchverbindungen.

5. Zungenexstirpation mit vorübergehender (temporärer) Durchtrennung des Unterkiefers.

Operationen am Kopf und Hals werden jetzt fast alle unter Lokalanästhesie ausgeführt. (Für Schleimhautanästhesie Kokainpinselung, für die tieferen Schichten Novokain + Suprarenin s. Abschn. VII, Lokalanästhesie.)

Um bei weitgehender Wegnahme der Zunge genügend Zugang zu haben, wird der Unterkiefer durchgesägt. Dem Durchsägen geht das Bohren von Löchern durch den Unterkieferknochen

Zungenexstirpation mit vorübergehender Durchtrennung des Unterkiefers. 105

voraus, um diesen nach der Operation wieder zusammen zu bringen. So braucht man also außer den üblichen Instrumenten (s. S. 87) einen Bohrer. Ist kein elektrischer Bohrer vorhanden, so muß ein Handbohrer da sein (Abb. 170a u. b). Zum Durchsägen braucht man eine große Durchführungsnadel für die Ketten- oder Drahtsäge (Abb. 174 u. 175). An die Drahtsäge wird ein dicker Seidenfaden gebunden zum Anschlingen an die Führungsnadel. Ist die Drahtsäge durchgeführt, so werden an ihren beiden Enden die Griffe eingehakt (s. Abb. 176 und 177). Weiter wird gebraucht gerader Meißel, Hammer, Listonsche Knochenschere, einzinkige scharfe Knochenhaken, dann als Haltefaden für die

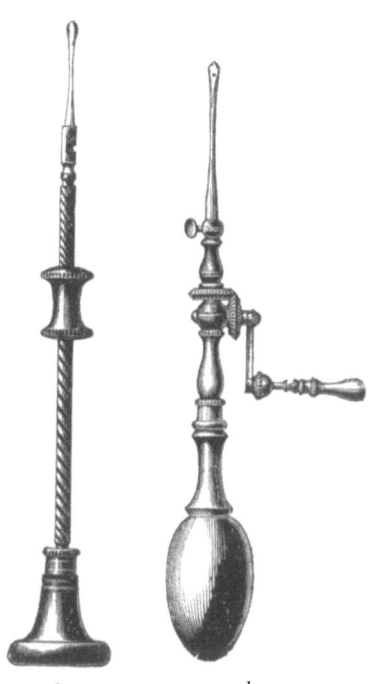
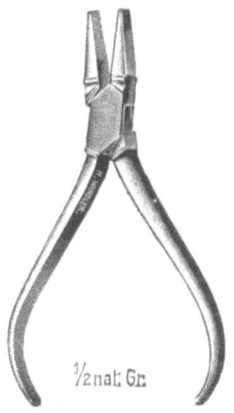

a   b
Abb. 170a und b. Handbohrer.   Abb. 171. Flachzange.

Zunge ein dicker Seidenfaden in großer runder Nadel. Zum Unterbinden der Gefäße Deschampssche Nadeln mit dickem Katgut oder Seide, reichlich Stieltupfer. Zum Nähen im Munde Katgut oder Seide in nicht zu großer runder Nadel. Wird der Kiefer nicht durchgesägt, so ist ein steriler Mundsperrer nötig.

Zum Wiedervernähen des Kiefers ist bereit zu legen Draht, Drahtführer, Drahtschere, Flachzange, nicht zu starke Katgutnähte und feine Nähte für die Haut. (Die Instrumente zur Tracheotomie müssen bereit liegen.)

Bei allen Kieferoperationen sind zur etwaigen Entfernung störender Zähne Zahnzangen bereit zu halten. Da der Kranke bei einer größeren Kiefer- oder Zungenoperation in den ersten Tagen nicht schlucken kann und auch, um eine

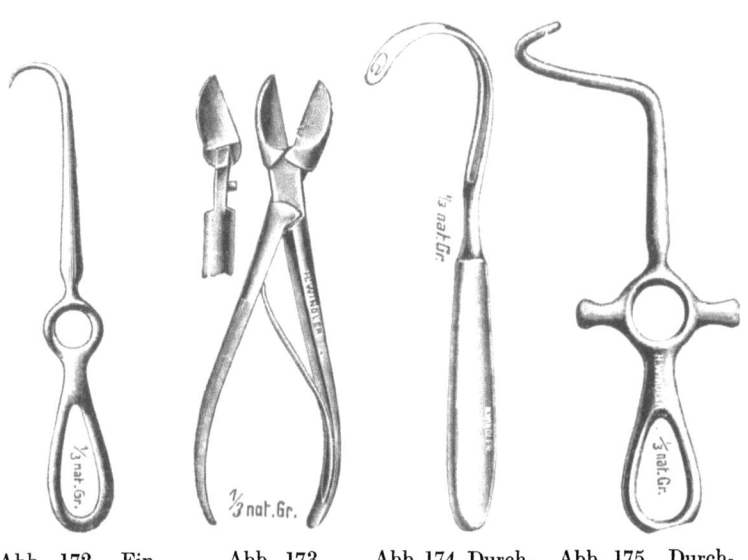

Abb. 172. Einzinkiger Knochenhaken nach Langenbeck.   Abb. 173. Knochenschere nach Liston.   Abb. 174. Durchführungsnadel nach Fergusson   Abb. 175. Durchführungsnadel nach Döderlein für die Unterkieferresektion.

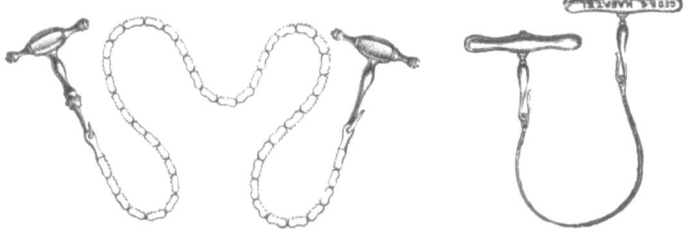

Abb. 176. Kettensäge.   Abb. 177. Drahtsäge nach Gigli.

Verunreinigung der Operationswunde durch Nahrungsbestandteile zu vermeiden, so wird sofort nach der Operation für die Ernährung ein dünner Gummikatheter, Stärke Nr. 16—18 (siehe Charrièresche Skala S. 19) durch die Nase in die Speiseröhre eingeführt, also ist ein solcher steril bereit zu halten, dazu noch eine Hautnaht, um den Katheter an der äußeren Nasenwand anzunähen und eine kleine Spritze mit Lokalanästhesie, um den Nadelstich unempfindlich zu machen.

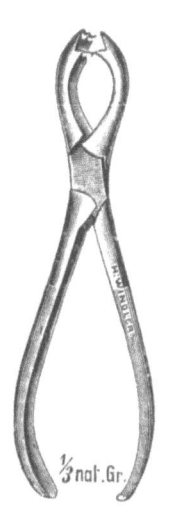
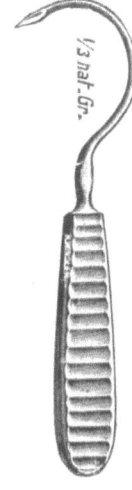
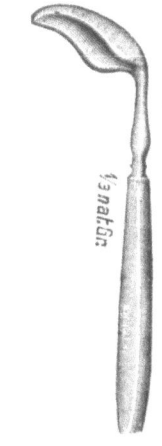

Abb. 178. Knochenfaßzange nach v. Langenbeck.   Abb. 179. Nadel zum Durchführen der Drahtsäge bei Oberkieferresektion.   Abb. 180. Bulbusschützer nach Wagner.

6. Unterkieferresektion.

Instrumente wie zur Zungenoperation, dazu noch eine Knochenfaßzange (Abb. 178).

Ist kein Zahnarzt zur Herstellung der Prothese während der Operation zur Stelle, so sind schmale, gelochte Aluminiumstreifen bereit zu halten, die nach Durchbohrung beider Unterkieferstümpfe mit Draht an diesen befestigt werden, um die Lücke bis zur Fertigstellung der Prothese in der gehörigen Weite zu erhalten. Also sind bei diesem Gang der Operation Bohrer, Draht, Drahtführer, Flachzange und Drahtschere mit vorzubereiten. Zum Nähen der Operationswunde nicht zu große Nadeln und nicht zu starke Fäden.

7. Oberkieferresektion.

Man legt sich zurecht die üblichen Instrumente (s. S. 19): Elevatorium, Raspatorium, Drahtsägen mit Griffen, Durchführungsnadel für die Drahtsäge (Abb. 179), gerade Meißel, Hammer,

108 Operationen im einzelnen.

Knochenfaßzange (Abb. 178). Zum Schutze des Auges braucht man den Bulbusschützer nach Wagner (Abb. 180), doch auch ein kleiner Teelöffel erfüllt denselben Zweck. Bellocqsches Röhrchen (Abb. 189) und Tampon zum Tamponieren der Nase bereit halten (s. S. 41). Zum Zunähen die üblichen Nähte.

8. Geschwulst der Augenhöhle (Orbitaltumor).

Dieselben Instrumente wie zur Oberkieferresektion.

9. Gaumen- und Rachenmandelentfernung (Tonsillenexstirpation).

Es sind dieselben Vorbereitungen zu treffen wie zum Beseitigen von Fremdkörpern aus der Speiseröhre. (Das Halten der Kinder s. in demselben Kapitel.)

Zum Entfernen der Gaumenmandeln gibt es verschiedene Instrumente, sog. Tonsillotome (Abb. 181—182).

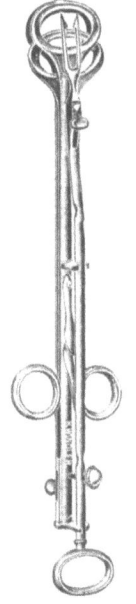
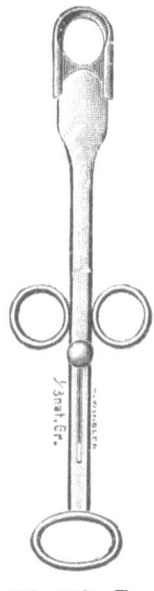
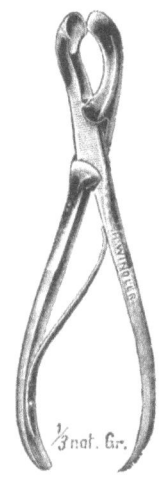

Abb. 181. Tonsillotom nach Fahnenstock-Mathieu.

Abb. 182. Tonsillotom nach Baginsky.

Abb. 183. Tonsillektom nach Klapp.

Gaumen- und Rachenmandelentfernung.   109

In unserer Klinik verwenden wir das von Klapp angegebene Instrument (Tonsillektom) (Abb. 182).

Zum Entfernen der Rachenmandeln werden in der Regel Ringmesser benutzt. Abb. 184 u. 185 zeigen zwei sehr gebräuchliche Ringmesser, von Passow-Schütz und Beckmann angegeben.

Will man die Gaumenmandeln mit dem Messer herausschälen, so muß außer diesem bereit liegen eine lange 3—4 zinkige chirurgische

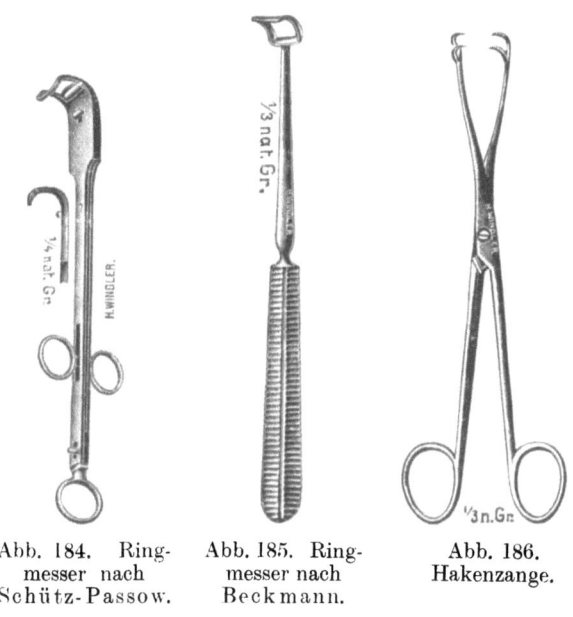

Abb. 184. Ringmesser nach Schütz-Passow.   Abb. 185. Ringmesser nach Beckmann.   Abb. 186. Hakenzange.

Pinzette, kleine Hakenzangen (Abb. 186), eine schmale lange, gebogene Schere und alles, was zur Blutstillung im Munde nötig ist: Suprarenin (1:1000), zur Umstechung runde gebogene Nadeln mit Katgut oder Seide und Nadelhalter, Stieltupfer.

Tonsillotome müssen nach dem Gebrauch sorgfältig auseinandergenommen, gesäubert, gekocht und auf ihre Schärfe hin geprüft werden, andernfalls kommen sie zur Reparatur.

Der Kranke bekommt ein Glas lauwarmes Wasser mit etwas Wasserstoffsuperoxydlösung zum Ausspülen und Gurgeln des Mundes und eine Brechschale.

110 Operationen im einzelnen.

10. Mandelabszeß.

Die Vorbereitungen sind die gleichen wie zur Mandelexstirpation. Gebraucht wird ein schmales, spitzes Messerchen, welches bis fast zur Spitze mit Heftpflaster bewickelt sein muß, um Verletzungen im Munde zu vermeiden, eine lange chirurgische Pinzette, eine schmale lange Kornzange, Stieltupfer und ein Glas Wasser mit Wasserstoffsuperoxydlösung zum Ausspülen des Mundes und eine Brechschale.
Es gibt auch für diese Zwecke besondere Messer. Die Abbildungen 187 und 188 zeigen zwei solche Messer.

11. Nasenbluten.

Gebraucht werden schmale Mullstreifen, um von vorn, und das Bellocqsche Röhrchen (Abb. 189) mit Tampon, um von hinten die Nase zuzustopfen (Bellocq-Tampon siehe Seite 41), ferner gebogene Pinzette, schmale Kornzange, ein Nasenspekulum, ein Nasenspiegel und eine Lampe. Kleinere Schleimhautblutungen der Nase werden bisweilen durch Betupfen mit Suprarenin (1:1000) oder mit Liquor-Ferri-sesquichlorat-Lösung gestillt. Vielfach wird auch die Nase mit Eisenchloridwatte ausgestopft.

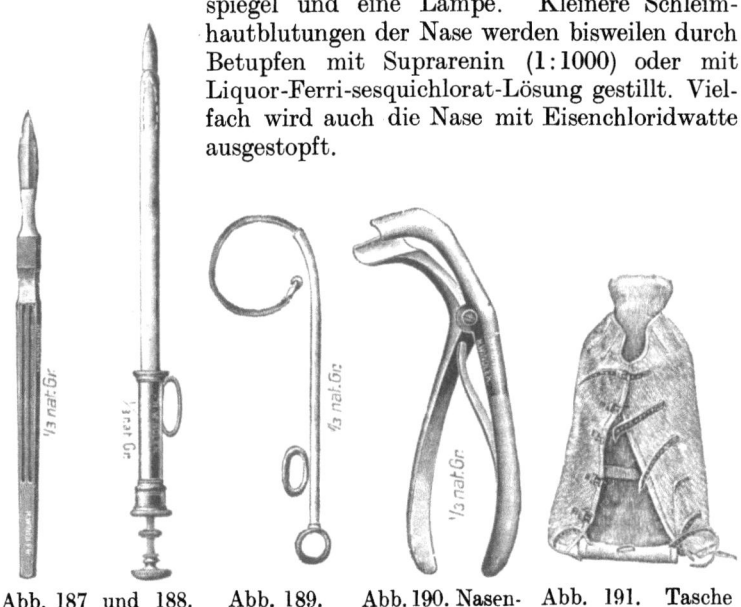

Abb. 187 und 188. 2 Messer zum Spalten der Mandelabszesse.

Abb. 189. Röhrchen n. Bellocq.

Abb. 190. Nasenspekulum.

Abb. 191. Tasche zum Einschnallen kleiner Kinder bei Gesichtsoperationen. (Modell der Chir. Univ.-Klin., Berlin.)

Das Bellocqsche Röhrchen hat eine Uhrfeder, die eingezogen werden kann. An dieser befindet sich vorn ein Knopf, der entweder eine Rille oder ein Loch hat. Durch das Loch muß ein Faden hindurchgezogen und zusammengeknotet werden. An der so entstehenden Schlinge befestigt dann der Arzt den Faden vom Bellocqschen Tampon. Hat der Knopf eine Rille, so ist ein besonderer Faden nicht nötig, denn dann wird der Faden des Tampons in dieser Rille eingehakt.

Das Bellocqsche Röhrchen muß vorher gut geprüft werden, weil die Feder sehr leicht durchrostet, was man leicht übersehen kann. Deshalb ist es ratsam stets Ersatz zu haben.

12. Vorbereitung der kleinen Kinder für die Hasenscharten- oder Gaumenspaltenoperation.

Zweckmäßig ist es, bei Hasenscharten- und Gaumenspaltenoperationen kleine Kinder in eine Tasche einzuschnallen, die eigens für diese Zwecke angefertigt ist. Sie besteht aus einem gepolsterten Rückenbrett und aus Segeltuch, das nach Art der Reisetaschen durch verschiedene Gurte dicht verschnürt werden kann (Abb. 191). Die Kinder liegen dann ganz fest, ohne daß es für sie unbequem ist.

Vorher werden sie in Watte eingepackt und mit einer Binde umwickelt, um sie vor Abkühlung zu schützen, die von kleinen Kindern ebenso schlecht vertragen wird wie der Blutverlust.

13. Hasenschartenoperation.

Gebraucht werden ein paar Arterienklemmen, eine kleine gerade und eine ge bogene Schere, feine chirurgische Pinzetten, schmale Messerchen, 2—4 Klauenschieber (Abb. 193) und einzinkige Häkchen.

Zum Nähen werden feine, scharfkantige Nadeln mit nicht zu feiner Seide, feinem Draht oder Pferdehaar gebraucht.

14. Gaumenspaltenoperationen.

Der Kopf muß festgehalten oder auf Kopfstützen gut gelagert werden.

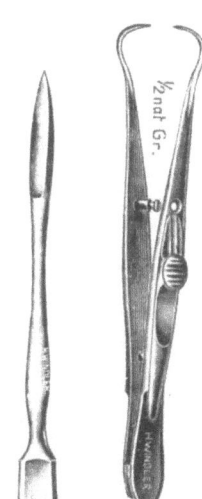

Abb. 192. Hasenschartenmesser. Abb. 193. Klauenschieber.

a) Operation nach v. Langenbeck.

Gebraucht werden verschiedene Größen Mundspekula, Sichelmesser und schmale

112 Operationen im einzelnen.

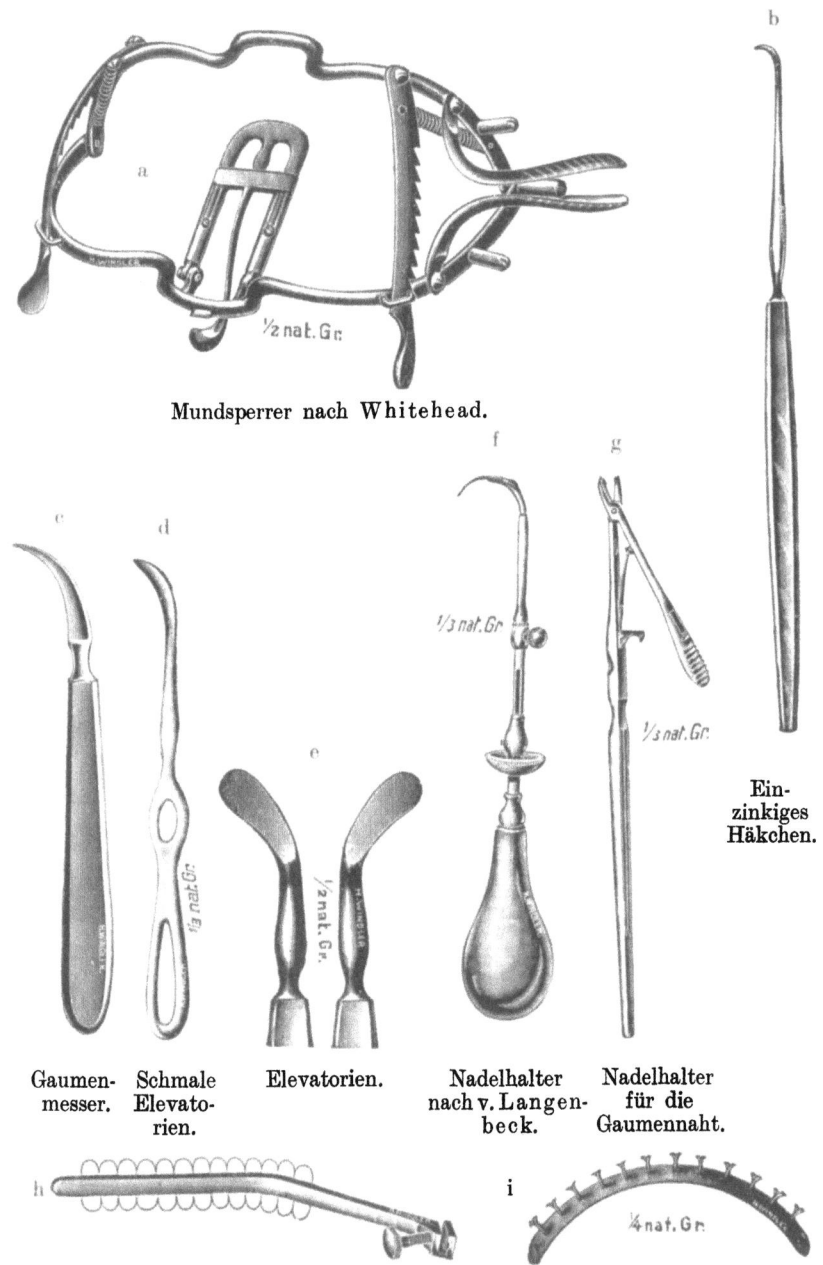

Abb. 194 a—i. Instrumente zur Langenbeckschen Operation der Gaumenspalte.

Gaumenspaltenoperationen. 113

Messerchen, verschiedene Sorten Elevatorien, lange chirurgische und anatomische Pinzetten, viele kleine Tupfer am Stiel, einzinkige scharfe Häkchen (Abb. 194 a—i).
Zum Nähen: Langenbeckscher Nadelhalter, der eigens für die Gaumennaht hergestellt ist, oder kleine gebogene Nadeln, ein Schiefmaulnadelhalter oder auch feine gestielte Nadeln. Als Nahtmaterial dient nicht zu feine Seide, Pferdehaar oder feiner Draht. Die Fäden müssen lang sein. Während der Operation werden sie in der Regel auf sterilen, eingekerbten Schusterspan eingespannt oder auf eigens hierfür bestimmte Fadenhalter.

b) Operation nach Brophy.

Die Brophysche Operation wird in Deutschland wenig ausgeführt. Abb. 195 a—m zeigen die Instrumente, die dazu nötig sind. Außerdem ist bereit zu halten: mittelstarke Seide, mittelstarker Draht, kleine Bleiplättchen, die vorher zurecht geschnitten

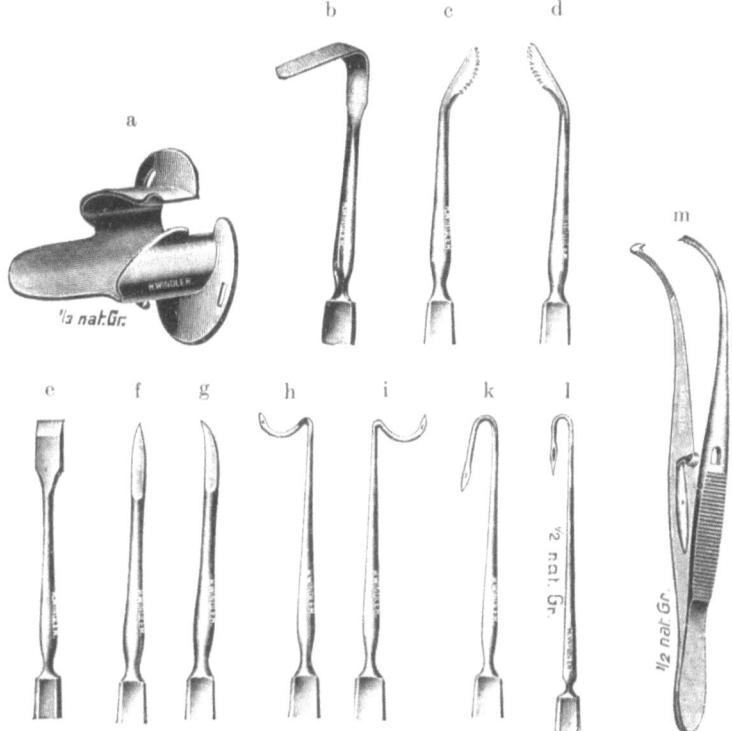

Abb. 195 a—m. Instrumente zur Brophyoperation.

Berthold, Operationssaal. 2. Aufl. 8

114 Operationen im einzelnen.

werden müssen, ein kleiner Zirkel, ein Nagel, um Löcher in diese Bleiplättchen zu bohren, kleine Klemmen ohne Haken zum Festhalten der Fäden und viele Stieltupfer. Zur Naht wird außer dem Langenbeckschen Nadelhalter dasselbe gebraucht wie zur Langenbeckschen Operation.

15. Operation am Kehlkopf und am Schlund.
(Pharynx- und Larynxoperation.)

Alle Instrumente wie zur Kieferresektion, ferner Kugelzangen zum Fassen des Kehlkopfes, einzinkiger scharfer Knochenhaken,

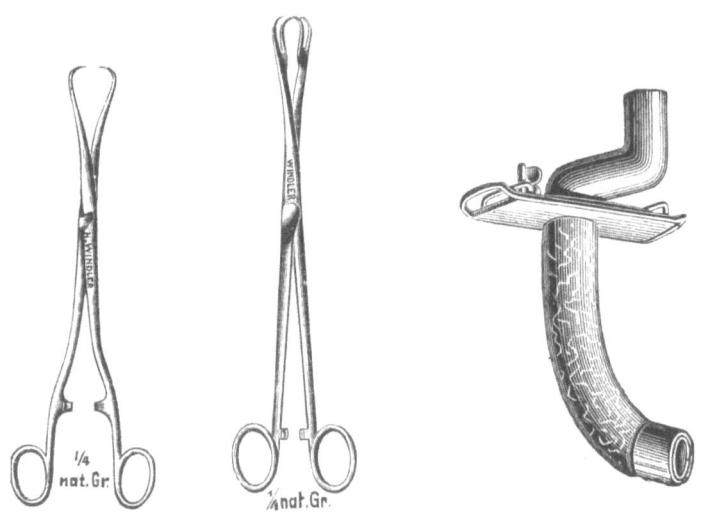

Abb. 196. Kugelzange.   Abb. 197. Zweizinkige Muzeuxsche Zange.   Abb. 198. Preßschwammkanüle nach Hahn.

Listonsche Knochenschere oder Knorpelschere. Als Haltefäden für den Kehlkopf mittelstarke Seide in runder Nadel. Instrumente zur Tracheotomie müssen hierbei immer bereit liegen. Um das Hineinlaufen von Blut usw. in die Luftröhre zu vermeiden, wird mitunter die Hahnsche Schwammkanüle (Abb. 198) oder die Trendelenburgsche Tamponkanüle eingeführt (Abb. 199). Die Hahnsche Schwammkanüle ist mit einem Preßschwamm bekleidet, der in der Trachea aufweicht und so dieselbe vor Eindringen von Blut usw. schützt. Gekocht darf sie nicht werden, da sonst der Schwamm schon vorher aufquillt. Man kann die Kanüle mit einem Alkohol-

tupfer abreiben, doch darf das die Operationsschwester selbst nicht machen, oder sie muß sich danach wieder desinfizieren. Um
den Schwamm ist ein weißes Band gewickelt, das erst unmittelbar vor dem Einführen entfernt wird. Durch die örtliche Betäubung sind die Tamponkanülen weniger wichtig geworden. Zum Zunähen die üblichen Nähte.

16. Luftröhrenschnitt (Tracheotomie).

Tracheotomien sind aufregende Operationen. Man widme gerade ihnen die größte Sorgfalt, denn es geht sehr oft ums Leben.

An Instrumenten sind nötig: einige Arterienklemmen, zwei chirurgische und zwei anatomische Pinzetten, eine gebogene Schere, zwei vierzinkige

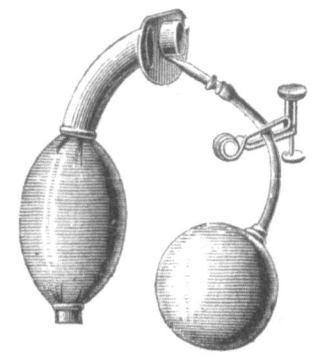

Abb. 199. Tamponkanüle nach Trendelenburg.

scharfe Haken (Abb. 202); sehr wichtig sind zwei einzinkige scharfe Häkchen (Abb. 203) zum Auseinanderhalten der Luftröhre. Von Trachealkanülen nimmt man für Erwachsene Kanüle Nr. 7 und 8, für Kinder je nach dem Alter. Man rechnet für ein

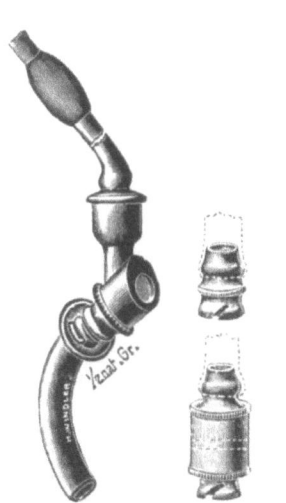 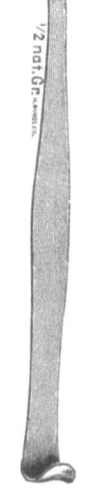 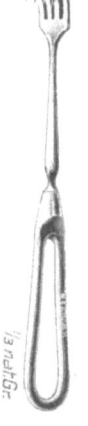 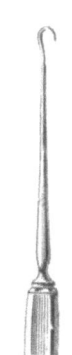

Abb. 200. Künstlicher Kehlkopf nach Gluck.   Abb. 201. Haken nach Luer.   Abb. 202. Scharfer Haken.   Abb. 203. Einzinkiges scharfes Häkchen.

1—6jähriges Kind Kanüle Nr. 1—4, für Kinder bis zu 14 Jahren Nr. 5—7. Die Kanülen nach Luer sind die gebräuchlichsten (Abb. 204). Sie sind aus Neusilber und bestehen aus der Innen- und Außenkanüle. Man überzeuge sich stets, daß die Innenkanüle nicht fehlt. Für Halstumoren, die von außen die Luftröhre zusammendrücken und den Luftröhrenschnitt notwendig machen, gibt es besondere Kanülen, z. B. die Hummerschwanzkanüle und die elastische Kanüle nach König (Abb. 205). Es können für solche Zwecke auch lange Luersche Kanülen angefertigt werden.

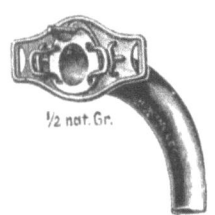

Abb. 204. Trachealkanüle nach Luer.

Trachealkanülen müssen stets in einem tadellosen Zustand gehalten werden, auch muß geprüft werden, ob ihre unteren Kanten nicht scharf oder schartig sind; es kann dadurch bei längerem Liegen der Kanüle leicht zu schweren Entzündungen und Blutungen kommen.

Ist bei der Operation Blut in die Luftröhre gekommen, so wird durch die Kanüle ein dünner Gummikatheter eingeführt und mit einer Spritze, deren Ansatz auf den Katheter passen muß, das Blut ausgesaugt.

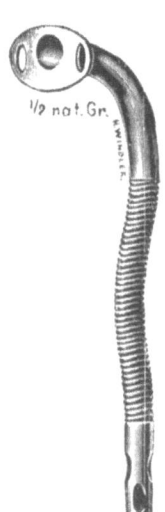
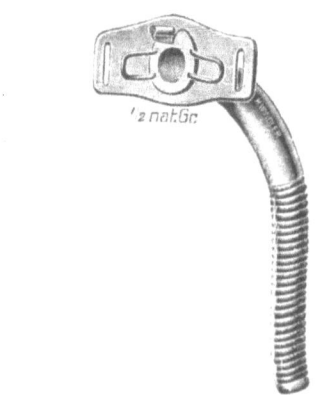

Abb. 205. Trachealkanüle nach König. Abb. 206. Trachealkanüle nach Gluck.

Der Sauerstoffapparat muß stets bereit stehen. Soll durch die Kanüle Sauerstoff eingeatmet werden, so wird die Maske von dem Schlauch abgenommen und dieser mit einer Glasspitze oder mit eigens dazu angefertigten Nickelspitzen, die auf die Kanülenöffnung passen, versehen.

Kropfoperation. 117

Federn zum Reinigen der Kanülen werden gut mit Sodawasser und Seife gewaschen, darauf durchgespült, in Sublimatlösung gelegt und getrocknet. Wenn man sie in Gebrauch nehmen will, werden sie kurz vorher in Borwasser oder in physiologische Kochsalzlösung gelegt. Benutzte Federn nicht fortwerfen! Man reinigt sie, wie oben angegeben, dann können sie wieder gebraucht werden. Federn lassen sich nicht kochen, dabei bleibt als trauriger Rest nur der Kiel übrig. Sie sind beim Verbandstofflieferanten zu haben.

Als Kanülenband nimmt man ein gewöhnliches schmales, weißes Band oder einen schmalen Bindenstreifen.

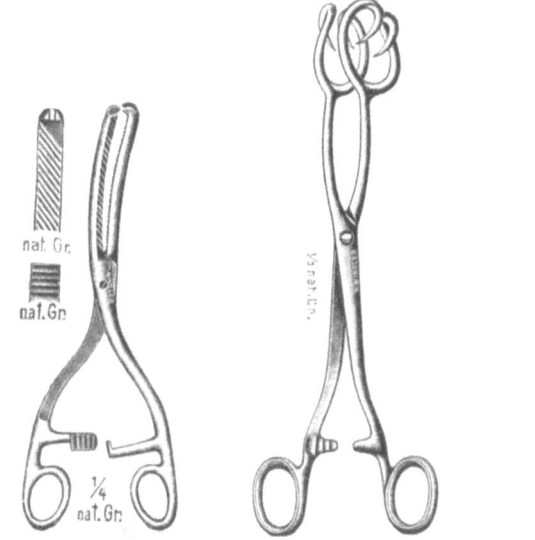

Abb. 207. Strumaquetsche nach Kocher.   Abb. 208. Zange nach Kocher.   Abb. 209. Sonde nach Kocher.

17. Halsdrüsenexstirpation.

Außer den üblichen Instrumenten (s. S. 87) recht viele Arterienklemmen und Deschampssche Unterbindungen.

Zum Zunähen die üblichen Nähte.

18. Kropfoperation (Struma).

Gebraucht werden die üblichen Instrumente (s. S. 87), Kochersche Sonde (Abb. 209), Kochersche Quetschzange (Abb. 207), Deschampssche Nadeln mit Katgut oder Seidenfäden.

Der Kropfstumpf wird mit großen runden Nadeln und starkem Katgut übernäht. Zum Zunähen der Wunde nicht zu starkes Katgut oder Seide. Da bei bösartigen Strumageschwülsten (Struma maligna) öfters im Verlauf der Operation der Luftröhrenschnitt (Tracheotomie) notwendig wird, so sind die dazu notwendigen Instrumente, vor allem eine lange Trachealkanüle, auf einem besonderen Tischchen bereitzuhalten (s. Nr. 9). Handelt es sich um Strumageschwülste, die bis hinter das Brustbein reichen, so benutzt man auch dicke Seidenfäden, um die Geschwulst anzuschlingen und sie damit hervorzuziehen, dazu große runde Nadeln.

19. Operation an der Brustdrüse (Amputation der Mamma). Gebraucht werden die üblichen Instrumente (s. S. 87), recht viele Arterienklemmen, viele Unterbindungsfäden, ein Fesseldrain[1]), eine Kornzange zum Durchführen desselben und zum Zunähen der Haut, bei großer Spannung in der Regel zuerst dicke Seidennähte, dann wie gewöhnlich dünnere Fäden.

20. Fremdkörper in der Speiseröhre.

Es ist nötig, daß jedes Krankenhaus einige Instrumente zum Entfernen von Fremdkörpern aus der Speiseröhre besitzt. Zu den Kehlkopfspiegeln und Stirnreflektor, die wohl in jeder Klinik vorhanden sind, kommen hinzu: einige gebogene Fremdkörperzangen (sog. Schlundzangen Abb. 218—219), und wenn es die Verhältnisse erlauben, ein Ösophagoskop. Bei Anschaffung eines solchen soll man erst einen Spezialisten fragen, welches Modell sich am besten bewährt hat. Zum vorsichtigen Sondieren auch bei Speiseröhrenkrebs usw. hat man Schwamm- und Olivensonden und Bougies aus Seidengespinnst.

Um eine Verl tzung der Speiseröhre bei Herausnahme eines Fremdkörpers (Gebiß, Knochen usw.) zu vermeiden, ist ein Ösophagoskop von großer Wichtigkeit; ein Fremdkörper soll stets unter Leitung des Auges mittels einer Lichtquelle gesucht werden. Deshalb sollen die sehr bekannten Instrumente, wie Münzen- und Grätenfänger (Abb. 215 u. 217), weil hierbei im Dunkeln gesucht wird, nicht mehr verwandt werden. Am besten ist es, den Kranken mit einem Fremdkörper in der Speiseröhre, wenn die

---

[1]) Fesseldrain ist ein ungefähr 10—15 cm langes, knapp fingerdickes gelochtes Gummirohr, an dessen einem Ende durch das oberste Loch ein langer dicker Seidenfaden geschlungen ist, der zusammengeknotet wird. Beim Verband wird der Seidenfaden nach außen geleitet, damit das Drainrohr entfernt werden kann, ohne daß der Verband gewechselt zu werden braucht.

Fremdkörper in der Speiseröhre.

dazu nötigen Instrumente fehlen, einem Spezialisten oder einer Halsklinik zu überweisen.

Der Kranke sitzt bei Untersuchung der Speiseröhre am besten auf einem festen Stuhl mit Lehne oder auf einem niederen Operationstisch mit hoher Rückenlehne. Kinder werden von einem Wärter gehalten, und zwar so, daß die Beine des Kindes zwischen den Knien des Wärters eingeklemmt werden, während er mit der einen Hand die Hände des Kindes und mit der anderen den Kopf leicht nach hinten hält. Kinder, die den Mund nicht öffnen wollen, bringt man leicht dazu, wenn man ihnen eine feine Sonde zwischen den Zähnen in den Mund schiebt.

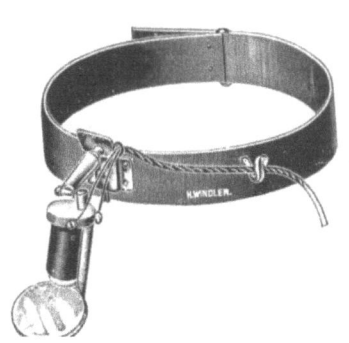
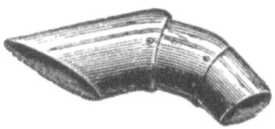

Abb. 210. Reflektor mit Spiegel.   Abb. 211. Fingerschützer.

Zum Entfernen eines Fremdkörpers aus der Speiseröhre durch den Mund stellt man zurecht: Ösophagoskop mit Lichtanschluß, Fremdkörperzangen, Mundspatel, Stieltupfer; oder Kehlkopfspiegel, Lampe oder Beleuchtungskasten, Stirnspiegel, einen Fingerschützer, einen Mundsperrer, eine Brechschale; Kokain + Suprarenin zum Bepinseln des Schlundes (s. Kapitel über Lokalanästhesie), dazu ein Schälchen, einen kleinen Watteträger oder eine feine gebogene Kornzange mit kleinem Tupfer, am besten eignet sich dazu gute weiße Watte, die in mäßig dicker Schicht fest in die Rillen des Watteträgers eingedreht werden muß. Die Stärke der Kokainlösung bestimmt stets der Arzt.

Ist es nicht möglich, den Fremdkörper vom Munde aus zu entfernen, so wird die Speiseröhre an der linken Halsseite eröffnet (Ösophagotomie). Dazu sind nötig: Novokain zur Lokalanästhesie für den äußeren Schnitt, Kokain für die Schleimhaut (s. Lokalanästhesie). Die üblichen Weichteilinstrumente (s. S. 87), ein dickes Metallbougie oder eine Sonde, welche durch den Mund eingeführt wird und die Speiseröhre kenntlich macht. Als Haltefäden für die Speiseröhre wird mittelstarke Seide in mittelgroßer runder Nadel gebraucht. Weiter sind nötig: Kugelzangen, gebogene Kornzangen, Speiseröhrensonden.

Operationen im einzelnen.

Zum Zunähen der Speiseröhre werden runde Nadeln und nicht zu feine Seide gebraucht.

Die äußere Wunde wird mit nicht zu starken Fäden und nicht zu großen Nadeln zugenäht. In der Regel wird die äußere Wunde nicht ganz zugenäht und ein kleiner Tampon eingelegt.

21. Speiseröhrenverengerung (Ösophagusstriktur).

Speiseröhrenverengerungen durch Verätzungen werden bougiert. Bei ganz engen Strikturen wird nach Anlegung der Magenfistel (Gastrostomie, siehe Nr. 29) eine „Bougierung ohne Ende" (nach Hacker) angewandt, d.h. es wird ein dünner Seidenfaden zu schlucken gegeben, an dessen einem Ende ein feines Schrotkorn befestigt ist und das dann durch eine Olivenreihe ersetzt wird.

Ist das Schrotkorn im Magen, so wird es durch die Magenfistelwunde herausgespült oder mit einem langen Häkelhaken vorsichtig gesucht; ist es gefunden, so wird es mit dem Faden, der die Olivenreihe trägt, verbunden.

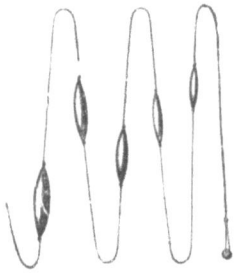

Abb. 212. Olivenreihe. Abb. 213. Schrotkorn mit Faden.

Schrotkörner bekommt man gelocht und in allen Stärken beim Instrumentenmacher. Ein feiner Seidenfaden wird durch das Schrotkorn gezogen und seine Enden zusammengeknotet. Der doppelte Faden muß 60—80 cm lang sein und wird an seinem einen Ende hinter dem Ohr befestigt, damit er nicht ganz mit verschluckt wird.

Die dünnste Olive muß etwas stärker als das vorhergehende Schrotkorn sein und ist ebenfalls gelocht. Man verwendet die Oliven satzweise. Sie werden der Stärke nach mit 50—60 cm Zwischenraum an einen dicken Seidenfaden gebunden, und zwar so, daß zwischen 2 Knoten die Olive unverrückbar fest sitzt. Die Knoten dürfen nicht wesentlich dicker sein als die Öffnungen der Olive, doch dürfen sie auch nicht durchrutschen. Deshalb ist es wichtig, das Einknoten gut zu üben.

Die Oliven werden ganz allmählich, oft erst im Verlauf vieler Wochen, der Reihe nach durch die Speiseröhre heraufgezogen.

Ist die Striktur auch für das feinste Schrotkorn zu eng, so wird bloß der feine Seidenfaden geschluckt. Sobald das eine Fadenende

Speiseröhrenverengerung.

im Magen ist, wird es mit einem stärkeren Seidenfaden verbunden und so fortgefahren wie bei der Olivenreihe, bis diese selbst angewandt werden kann oder durch gewöhnliche Gummi- oder Seidenbougies ersetzt wird.

Durch diese Behandlung werden die Seidenfäden sehr abgenutzt und an ihre **Zugfestigkeit** große Ansprüche gestellt, deshalb muß die Seide gut haltbar sein.

Ist die Speiseröhre für die dicksten Oliven durchgängig, kann mit Speiseröhrenbougies weitergearbeitet werden.

Am gebräuchlichsten sind gefirnißte Bougies aus Seidengewebe, die es in allen Stärken gibt[1]). Nach dem Gebrauch werden sie unter fließendem Wasser abgespült, gut abgeseift und 5 Minuten mit Sublimatlösung abgerieben. Man darf sie nicht zusammengerollt in eine Schale mit Sublimatlösung legen, weil sie leicht brüchig werden. Vor dem Weglegen werden sie gut abgetrocknet und mit Glyzerin eingerieben.

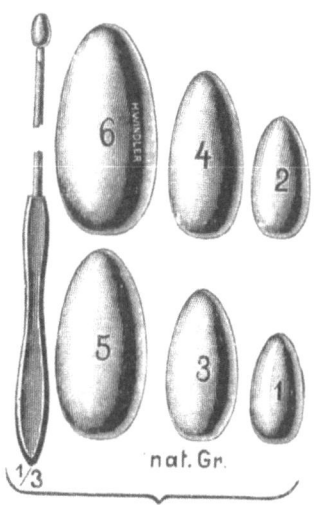

Abb. 214. Olivensonde.

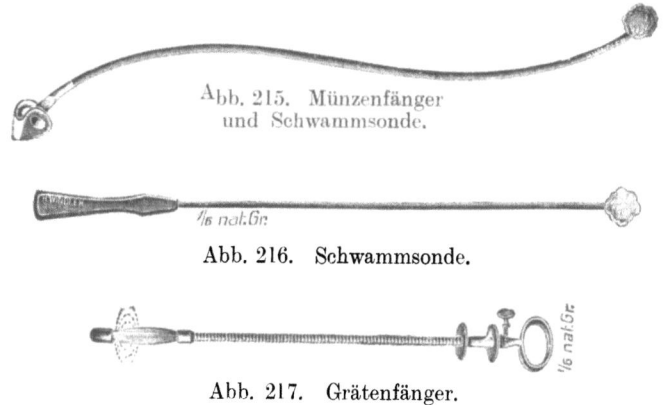

Abb. 215. Münzenfänger und Schwammsonde.

Abb. 216. Schwammsonde.

Abb. 217. Grätenfänger.

Gummi- und Olivensonden werden nach guter Reinigung gekocht. Schwammsonden und Grätenfänger kommen nach dem

---
[1]) Fabrik Rüsch & Co., Rommelshausen bei Stuttgart.

Gebrauch sofort einige Zeit in Sublimatlösung. Dann erst werden sie unter fließendem Wasser gründlich durchgespült. Ist Blut oder Schleim schwer zu entfernen, so kann dazu eine weiche Bürste genommen werden, auf alle Fälle ist zu vermeiden, die Schwämme mit den Händen zu berühren. Gekocht können Schwammsonden nicht werden, weil sich die Schwämme leicht lösen, auch müssen sie, bevor sie wieder weggelegt werden, gut trocken sein.

Um Speiseröhrensonden schlüpfrig zu machen, werden sie vor dem Einführen in warmes Wasser gehalten oder mit einem in Glyzerin getauchten Tupfer bestrichen.

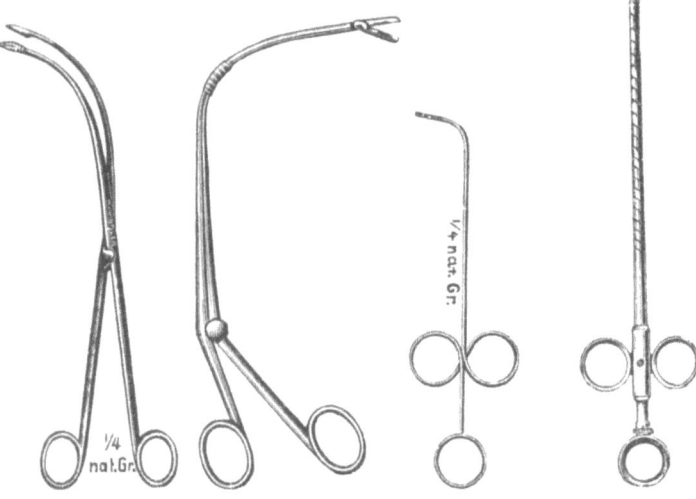

Abb. 218. Fremdkörperzange.   Abb. 219. Fremdkörperzange.   Abb. 220. Watteträger.   Abb. 221. Zange zum Entfernen von Fremdkörpern in der Speiseröhre.

Alle Speiseröhrensonden mit besonderem Ansatz, wie Schwämme, Münzenfänger, Oliven müssen sehr genau auf ihre Haltbarkeit geprüft werden, weil sich der betreffende Ansatz mitunter lösen und in der Speiseröhre stecken bleiben kann.

22. Resektion des Speiseröhrenkrebses im Brustteil.

Dieser Operation vorangegangen ist die Anlegung einer Magenfistel, dazu siehe Nr. 29. Da zur Freilegung der Speiseröhre der Pleuraraum eröffnet wird, so wird von diesem Moment an die

Operation unter Narkose mit dem Überdruckapparat (s. Narkose S. 84) weitergeführt.

Gebraucht werden die üblichen Laparotomieinstrumente (siehe S. 87), ferner Instrumente zur Rippenresektion (s. Operation am Brustkorb Nr. 23), dann Rippensperrer (Abb. 222), gut fassende, nicht zu große Quetschzangen, am besten langfassende Kocherklemmen (Abb. 117). Um die Speiseröhre bei ihrer Eröffnung am Halse zu markieren, wird eine dicke, etwas gebogene Metall- oder Bleisonde in den Mund eingeführt, also auch eine solche ist bereit zu halten.

Zum Übernähen des Speiseröhrenstumpfes nach Auslösung der Krebsgeschwulst werden mittelgroße, runde Nadeln mit haltbaren, nicht zu starken Katgut- oder Seidenfäden gebraucht. Die weiteren Nähte werden wie üblich mit Katgut- oder Seide ausgeführt (s. S. 90).

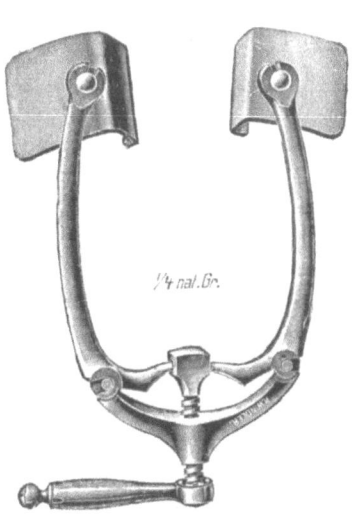

Abb. 222. Rippensperrer.

23. Operation am Brustkorb (Thoraxoperation).

Gebraucht werden Weichteil- und Knocheninstrumente (siehe Seite 87), außerdem noch gebogene Elevatorien, Raspatorien, Rippensperrer (Abb. 222), Knochenfaßzange, Luersche Zangen. Ferner muß, falls der Pleuraraum eröffnet wird, der Überdruckapparat in erreichbarer Nähe fertig eingestellt, und kommt es zur Atembehinderung, müssen die Instrumente zur Tracheotomie zur Hand sein. Zum Nähen gibt man für die Pleura große, runde Nadeln mit kräftigem Katgut, für das Lungengewebe nicht zu große runde Nadeln mit mittelstarkem Katgut, ist Herznaht nötig, so wird mittelstarke Seide oder Katgut in mittelgroßer runder Nadel gebraucht. Eine Punktionsspritze muß bereit liegen. Zum Zunähen große scharfe Nadeln mit starkem Katgut.

24. Rippenresektion bei Empyem.

Vorausgeschickt wird die Pleurapunktion, dazu eine 10-ccm-Rekordspritze mit dicker Kanüle.

Zur Rippenresektion braucht man die üblichen Instrumente

124 Operationen im einzelnen.

(s. S. 87), gebogenes Elevatorium (Abb. 226), Raspatorium, Rippenschere, einzinkige scharfe Knochenhaken, Knochenfaßzange, Luersche Zange.

Zur Eiterentleerung muß der Saugapparat, zum Auffangen des Eiters eine Eiterschale und ein Eimer bereit stehen, außerdem wird ein dickes gelochtes Gummidrain und Tamponade gebraucht. Genäht wird nicht.

Zur Nachbehandlung bei Empyemen dienen die Apparate

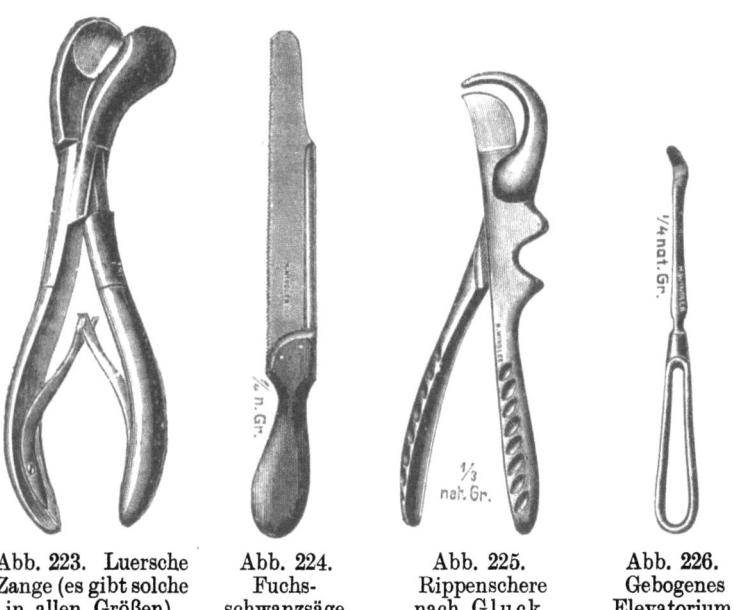

Abb. 223. Luersche Zange (es gibt solche in allen Größen).   Abb. 224. Fuchsschwanzsäge.   Abb. 225. Rippenschere nach Gluck.   Abb. 226. Gebogenes Elevatorium.

nach Perthes und Haertel. Soll die Haertelsche Drainage sofort nach der Rippenresektion angelegt werden, so ist dazu ein dicker Gummikatheter von Nr. 26—30 nötig. Zum luftdichten Abschluß der Wunde wird Gummistoff benutzt; ein Stück von einem alten Gummihandschuh oder ein Stück Mosettigbatist erfüllt denselben Zweck. Zum Durchlochen des Gummistückes wird eine dicke Nadel oder eine Lochzange genommen. Die Öffnung im Gummistück darf gerade nur für den Katheter durchgängig sein. Das Gummistück wird mit Mastisol auf der Haut festgeklebt, am Katheter saugt es sich fest und bedingt somit einen sicheren, luftdichten Abschluß.

25. Blinddarmoperation (Appendizitis).

Sie ist die häufigste und wichtigste Bauchoperation.

Außer den üblichen Laparotomieinstrumenten (s. S. 87) werden als stumme Assistenten sehr häufig vier dicke Seidennähte gebraucht. Zum Abbinden gibt man Deschampssche Nadeln mit nicht zu dickem Katgut oder Seide. Zum Abklemmen des Wurmfortsatzes wird in der Regel eine kleine Kochersche Arterienklemme genommen. Es gibt auch für diese Zwecke besondere Quetschzangen oder Enterotribe. Sehr gebräuchlich ist der Enterotrib nach Doyen (Abb. 227).

Alle Instrumente, welche beim Abbinden des Wurmfortsatzes gebraucht wurden, müssen als septisch betrachtet und sofort ausgewechselt werden. Zum Übernähen des Appendixstumpfes werden Darmnadeln mit feiner Seide benutzt.

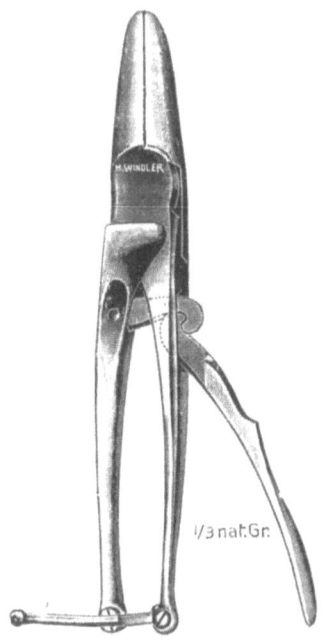

Abb. 227. Enterotrib nach Doyen.

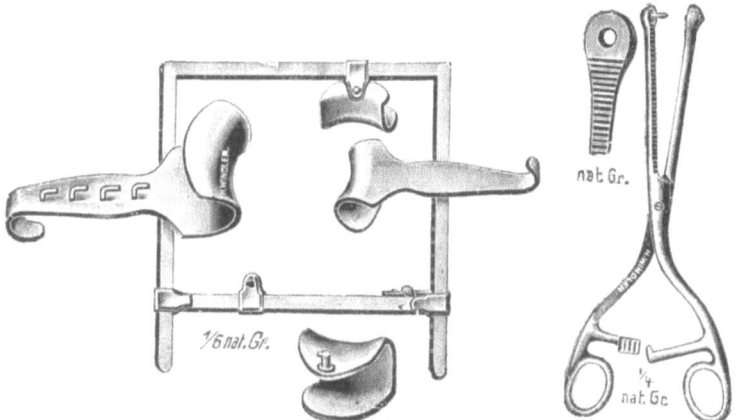

Abb. 228. Bauchdeckenhalter nach Franz.   Abb. 229. Quetschzange nach Kocher.

Zum Zunähen der Bauchwunde werden bei allen Bauchoperationen frische Instrumente gegeben. Man deckt ein steriles Tuch über die gebrauchten Instrumente und gibt frische, sterile Instrumente: einen Nadelhalter, Pinzetten, Schere, Haken, Tupfer. Ebenso müssen die Gummihandschuhe gewechselt werden. Genäht wird wie üblich

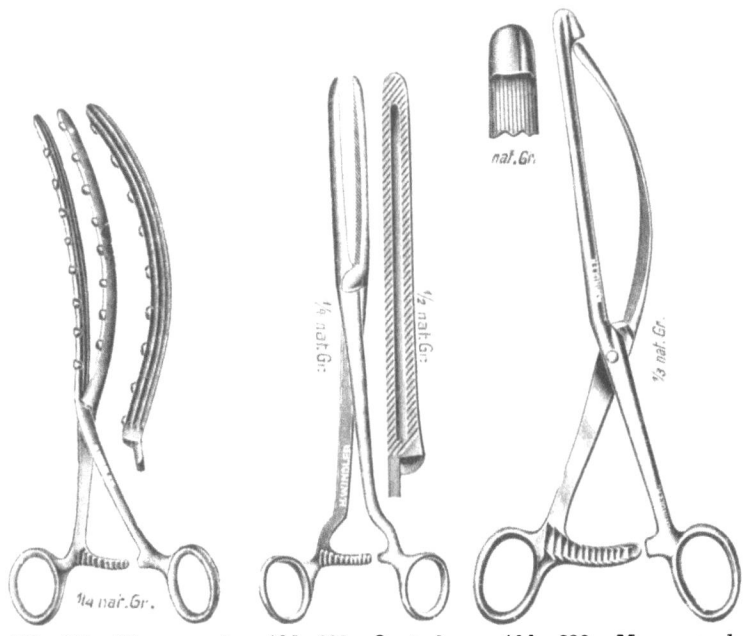

Abb. 230. Magen- und Darmklemmzange nach Payr.
Abb. 231. Quetschzange nach Doyen.
Abb. 232. Magen- und Darmklemmzange nach Nußbaum.

teils mit fortlaufenden, teils mit Einzelnähten (s. Einleitung für Operationen S. 90). Das Bauchfell (Peritoneum) wird meistens mit fortlaufendem, nicht zu starkem Katgut genäht. Die Muskeln in der Regel mit Einzelnähten, dazu dickeres Katgut. Zur Fasziennaht etwas dünneres Katgut geben. Für Fett- oder Unterhautzellgewebe wird feines Katgut mit großer Nadel genommen. Zur Hautnaht feinste Fäden oder Klammern.

26. Bauchfellentzündung und Blinddarmabszeß.
(Peritonitis und appendizitischer Abszeß.)

Vorzubereiten ist alles genau so wie beim Ileus und der eingeklemmten Hernie. Sehr häufig wird die Bauchhöhle mit warmer physiologischer Kochsalzlösung ausgespült, deshalb muß reichlich warme Kochsalzlösung und ein steriler Irrigator bereit gehalten werden, falls der sterile Schlauch nicht gleich an den Kochsalz-

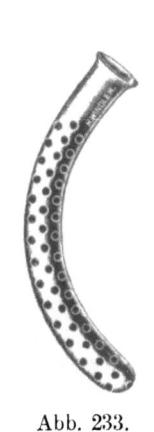
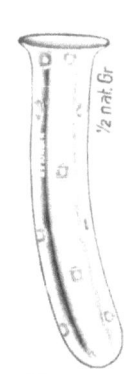
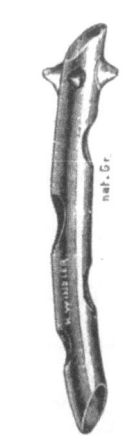

Abb. 233. Metall-Drainagerohr nach Klapp. Abb. 234. Glasrohr nach Dreesmann. Abb. 235. Glasrohr nach Kocher.

apparat angeschraubt werden kann. Zur Drainage werden Gummidrains, Tampondrains usw. verwandt. Zur Tamponade eingeschlagene Bindenstreifen, die nicht fasern, zum Nähen Einzelnähte.

27. Gastroenterostomie.

Außer den üblichen Laparotomieinstrumenten (s. S. 87) braucht man 2 Doyensche Darmklemmen (Abb. 271), feine Seide in Darmnadeln, feine chirurgische Pinzetten, Darmnadelhalter; häufig wird auch die Darmnaht mit geraden Nadeln und fortlaufenden Faden ausgeführt; wird eine blutstillende Schleimhautnaht verlangt, so ist dazu feines Katgut, in der Regel ein fortlaufender Faden, in Darmnadel oder gerader Nadel, nötig; ferner den Thermokauter mit Messerbrenner vorher ausprobieren und bereit stellen. Es ist streng darauf zu achten, daß diejenigen Instrumente, welche beim Eröffnen des Darmes gebraucht wurden, sofort ausgewechselt werden.

Zum Zunähen die üblichen Nähte (s. Blinddarmoperation).

28. Magenresektion.

Es sind nötig die üblichen Laparotomieinstrumente (s. S. 87) dann sehr viele Deschampssche Unterbindungen mit starken, nicht zu kurzen Katgutfäden, Darmnadeln mit nicht zu feiner Seide, auch gerade Nadeln werden mitunter zum Nähen gebraucht, ferner zwei Quetschzangen, am besten bewähren sich die einfachen geraden (Abb. 231) oder die kleine Grasersche Zange zum Durchnähen. Weiter wird gebraucht eine mittelgroße Muzeuxsche Zange, gerade Schere, Thermokauter. Bei einem Sanduhrmagen, der sich nur schwer spülen läßt, muß der Saugapparat bereit gehalten werden. Wird ein Darmstumpf mit Tabaksbeutelnaht übernäht, so muß ein mittelstarker Seidenfaden in nicht zu kleiner Darmnadel gegeben werden. Zwischendurch sind die Pinzetten oft auszuwechseln.

Zum Zunähen der Bauchwunde stets frische Instrumente geben und die üblichen Nähte (s. Blinddarmoperation).

29. Anlegung einer Magenfistel (Gastrostomie).

Gebraucht werden die üblichen Laparotomieinstrumente (siehe Seite 87). Als Haltezügel für den Magen gibt man mittelstarke Seide in Darmnadeln, ferner einen zugestöpselten Gummikatheter Nr. 30 oder eine Magensonde. Zum Einnähen des Schlauches in den Magen nicht zu dünne Seide in Darmnadel, zum Annähen des Magens an das Bauchfell gibt man dünne Katgutnähte.

Zum Zunähen der Bauchwunde die üblichen Nähte (s. S. 126). Der Operateur probiert in der Regel sofort aus, ob die Flüssigkeit gut in den Magen hineinläuft. Dazu kocht man einen Glastrichter aus, der auf den Schlauch paßt oder mit ihm durch einen kleinen Schlauch und Glasspitze verbunden wird. Es ist zweckmäßig, etwas Milch bereit zu halten, die man kurz vorher durchseihen muß, denn die Haut der Milch verstopft sehr leicht den Katheter, auch Kochsalzlösung genügt für diesen Versuch.

30. Darmverschluß (Ileus).

Bei Kranken, die nach der Einlieferung sofort operiert werden, geht in der Regel Magenspülung und Katheterisieren voraus, dazu alles zurecht stellen (s. S. 10 u. 20).

Die üblichen Laparotomieinstrumente (s. S. 87) und alles zur Darmresektion bereit machen (s. eingeklemmte Hernie).

31. Dickdarmtumoren.

Genau alles so vorbereiten wie zur Magenresektion.

32. Bauchschüsse, Leber-, Nieren-, Milzzerreißungen durch Unglücksfälle.

Im allgemeinen macht man vorher Magenspülung und Entleerung der Harnblase, dazu muß alles vorbereitet werden.

Bauchschüsse, Leber-, Nieren-, Milzzerreissungen durch Unglücksfälle. 129

Gebraucht werden alle Laparotomieinstrumente, ferner alles, was zur Darmresektion gehört, lange breite Bindenstreifen zur Tamponade, der Saugapparat, reichlich warme Kochsalzlösung zum Ausspülen der Bauchhöhle. Schließlich muß man alles zur Kochsalzinfusion, auch Kampfer und Sauerstoffapparat bereit halten. Das Bett muß mit Wärmflaschen angewärmt werden.

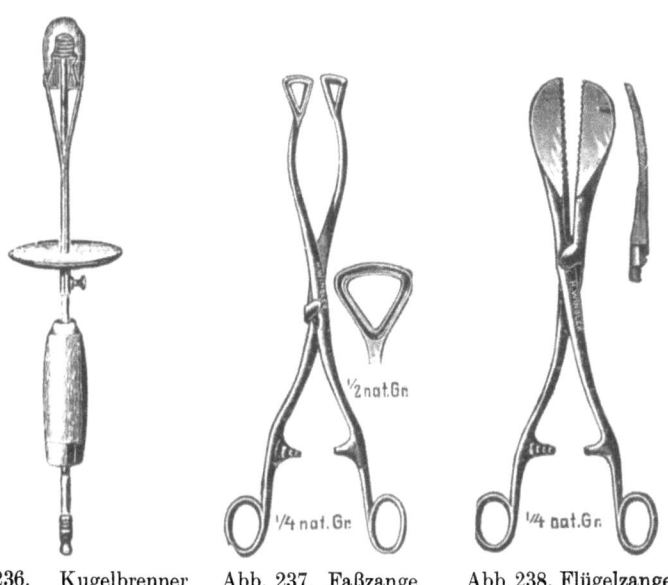

Abb. 236. Kugelbrenner nach Dönitz, Modell Chir. Univ.-Klinik Berlin. Abb. 237. Faßzange nach Nélaton. Abb. 238. Flügelzange nach v. Langenbeck.

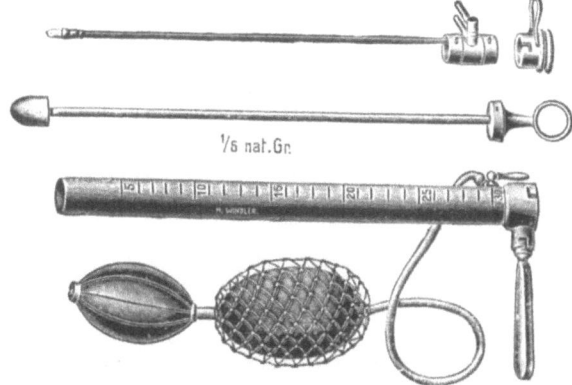

Abb. 239. Rektoskop nach Strauß.

Berthold, Operationssaal. 2. Aufl. 9

33. Untersuchung des Mastdarms (Rektoskopie).

Zur Untersuchung des Mastdarms (Rektum) bedient man sich des Rektoskops (Mastdarmspiegel). Abb. 239 zeigt das Rektoskop nach Strauß. Es besteht aus einem außen mit Zentimeterteilung versehenen Tubus (Rohr) mit Obturator, einem Tupferträger, einem Lichthalter und einem Gebläse. Der Lampenstiel hat ein Fenster, das den Tubus nach hinten abschließt.

Für eine rektoskopische Untersuchung ist vorzubereiten: das Rek-

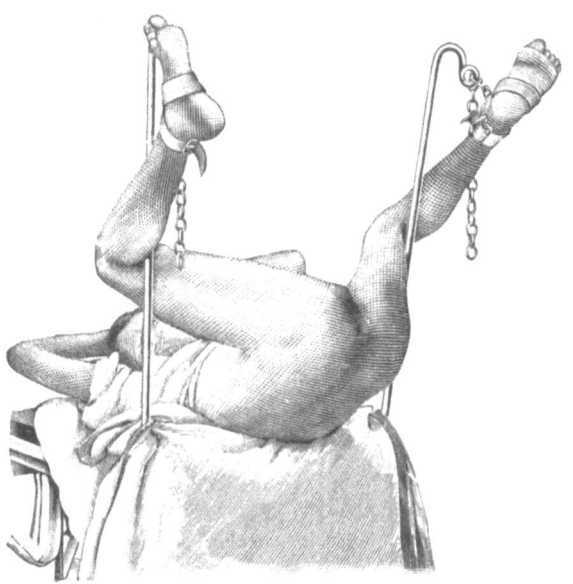

Abb. 240. Beinhalter nach Baetzner, bestehend aus zwei vernickelten Beinhaltern, die durch Spannkloben an jedem Operationstisch befestigt werden können, und die mittels Kette und Bandschlinge die Beine in der erforderlichen Lage festhalten.

toskop, ein Akkumulator oder elektrischer Anschlußapparat (siehe S. 26), etwas Vaseline, Gummihandschuhe, kleine Tupfer für den Tupferhalter, ein Tisch mit Beinhalter. Sind letztere nicht vorhanden, so läßt sich die Untersuchung auch gut in Knie-Ellbogenlage ausführen. Das Lämpchen ist vor und nach der Untersuchung vorsichtig auszuprobieren, aber niemals ohne Rheostaten (s. Zystoskoplämpchen S. 25). Beim Einstecken der Tupfer in den Halter prüfe man, ob der Tupfer fest am Stiel sitzt.

Nach dem Gebrauch ist das Rektoskop auseinanderzunehmen, gut zu säubern, die einzelnen Teile sind mit Ausschluß des Lichthalters auszukochen. Der Lichthalter wird vorsichtig mit Spiritus abgerieben, auch ist darauf zu achten, daß das Fensterchen am Lichthalter recht klar ist.

34. Mastdarmoperation (Operation am Rektum).

Wieder die üblichen Laparotomieinstrumente (s. S. 87), dann eine dicke Seidennaht zum Zunähen des Afters. Ferner breiter gerader Meißel und Hammer zum Abschlagen des Steißbeines, Knochenfaßzange, Luersche Zange; zum Unterbinden Deschampssche Nadeln mit dickem Katgut, viele Stieltupfer, 2 Darmklemmen nach Doyen, 2 Quetschzangen, Muzeuxsche Zange, gerade Schere. Zum Nähen braucht man in der Regel zuerst runde Nadeln mit starkem Katgut, dann dünneres Katgut mit scharfen Nadeln zum Einnähen des Afters.

In der Regel gibt der Operateur selbst an, was für eine Naht er braucht, da bald mit Seide, bald mit Katgut genäht wird. Auch soll man sich nicht scheuen zu fragen, ehe man etwas Falsches gibt.

Gebraucht werden schließlich noch breite Binden zum Tamponieren.

35. Anlegung eines künstlichen Afters (Anus praeternaturalis).

Die üblichen Laparotomieinstrumente (siehe Seite 87). Zuerst dünnes Katgut oder Seidennähte zum Annähen des Bauchfells an die Haut, dann feine Darmseidennähte zum Annähen des Darms an das Bauchfell. Saugapparat und der Thermokauter müssen bereit gehalten werden. Auch muß das Glasrohr nach Mixter (s. eingeklemmte Hernie) und die starke Seidennaht bereit liegen. Will man einen nur vorübergehend nötigen künstlichen After wieder schließen, so werden einige Zeit vor dieser Operation gewisse Quetschzangen, sog. Spornquetschen eingelegt (Abb. 241—242).

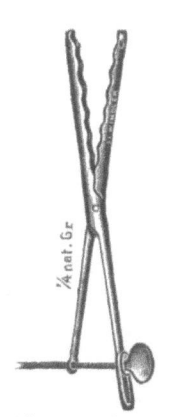

Abb. 241. Spornquetschzange nach Dupuytren.

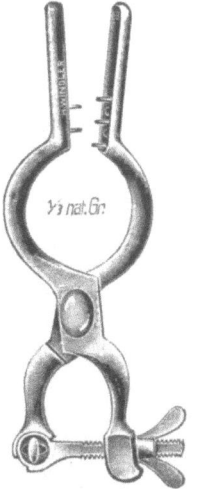

Abb. 242. Spornquetschzange nach Rotter.

36. Mastdarmfistel (Fistula ani).

Gebraucht werden: Skalpell, Hohlsonde, Myrtenblattsonde, scharfe vierzinkige Haken, Pinzetten, Schere, einige Arterienklemmen, scharfer Löffel, Mastdarmspekulum, Vaseline und Thermokauter mit Messer und kleinem Kugelbrenner, Stopfrohr (s. Hämorrhoidenoperation).

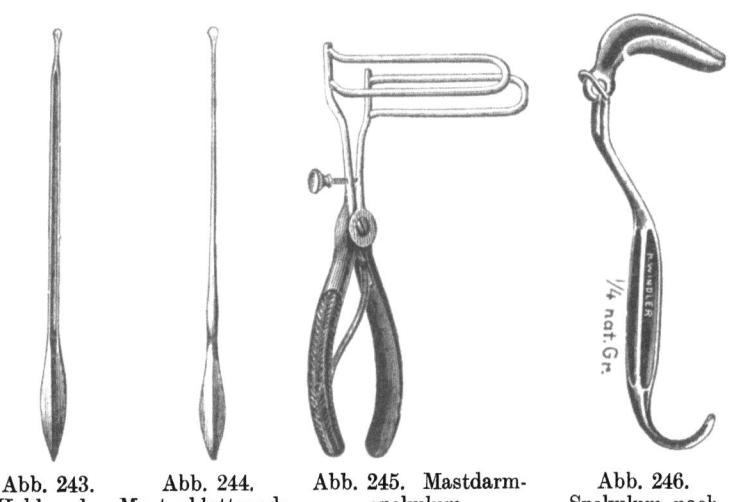

Abb. 243. Hohlsonde.   Abb. 244. Myrtenblattsonde.   Abb. 245. Mastdarmspekulum.   Abb. 246. Spekulum nach Simon.

37. Hämorrhoidenoperation.

Der Kranke kommt in Steinschnittlage (s. S. 130). Gebraucht werden Langenbecksche Flügelzange (Abb. 238), Nélatonsche

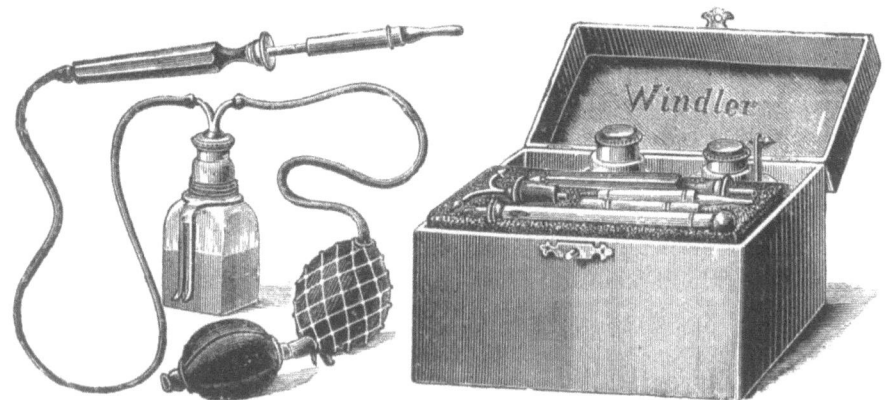

Abb. 247. Thermokauter nach Paquelin.

Faßzange (Abb. 237), Mastdarmspekulum (Abb. 245), Schere, Pinzetten, eine sterile Schale mit kalter Kochsalzlösung, ein Stopfrohr. Letzteres ist ein ungefähr 10 cm langer dicker Gummischlauch, der mit einer schmalen Gazebinde fest bewickelt wird; das Ende muß mit einem Seidenfaden festgebunden werden, es kommt sonst leicht vor, daß die Gaze im Mastdarm abrutscht und nur mit Mühe wieder herausgeholt werden kann. Auf eine sterile Kompresse kommt etwas Vaseline und wird zu den Instrumenten gelegt. Ferner wird der Thermokauter mit Kugelbrenner gebraucht; soll statt des Abbrennens genäht werden, so sind dazu feine Nadeln und feines Katgut nötig.

37 a. Der Platinbrenner oder Thermokauter.

Kaum ein anderes Instrument versagt so häufig wie der Thermokauter. Die genaueste Beachtung der folgenden Vorschriften ist deshalb dringend erforderlich.

Der Thermokauter besteht: 1. Aus der Benzinflasche, 2. dem Brenner, 3. aus dem Gebläse und der Spirituslampe. Alles zusammen ist in einem passenden Kasten untergebracht (Abb. 247). 1. Die Benzinflasche hat einen Stopfen mit Metallverschraubung; im Stopfen ist ein doppelläufiges Rohr, für das Gebläse einerseits und den Brenner andererseits, welcher durch einen 1 Meter langen Schlauch mit dem doppelläufigen Rohr in Verbindung steht. Die Flasche wird zur Hälfte mit gereinigten, trockenen Schwammstückchen, von Kirsch- oder Pflaumengröße gefüllt; auf die Schwammstückchen kommt bis zur halben Höhe gereinigtes Leicht-Benzin (kein Ersatzbenzin), die Schwammstückchen sollen sich gut vollsaugen können, doch soll das Benzin nicht darüber stehen. 2. Der Brenner hat einen Holzgriff mit Schraubengewinde, auf das der Platinbrenner geschraubt wird. Der Form nach unterscheidet man: Messer-, Kugel- und Spitzbrenner. Der Holzgriff hat in seinem Innern ein dünnes Metallrohr, das sich in dem aufgeschraubten Platinbrenner weiter fortsetzt und den Zweck hat, die Benzingase durch den Schlauch aufzunehmen und der Spitze zuzuführen. Die Spitze birgt eine kleine Platinspirale, an der sich die zugeführten Benzingase entzünden, wodurch wiederum die ganze Spitze zum Rotglühen gebracht wird. 3. Das Gebläse darf nicht zu klein sein, der Luftdruck ist sonst nicht stark genug, um genügend Benzingase dem Brenner zuzuführen. — Die Spiritusflamme muß ziemlich groß brennen; man tut deshalb gut, den Docht mit einer Pinzette etwas herauszuziehen und auszubreiten. — Soll der Platinbrenner in Betrieb gesetzt werden, so wird das Ende des Brenners in die Flamme gehalten, und zwar in deren

Operationen im einzelnen.

Spitze, wo die Hitze am stärksten ist. Die Flamme muß während dessen vor Luftzug geschützt werden. Das Gebläse wird erst dann in Tätigkeit gesetzt, wenn der Brenner schwach zu glühen anfängt und nun wird fortgesetzt unter gleichmäßigem Drücken des Gebläses dem Brenner Benzingas zugeführt. Der Brenner soll in Rotglut gehalten werden, der weißglühende Brenner stillt die Blutung nicht, auch kann das Platin durch zu starkes Glühen zum Schmelzen gebracht werden. Da die flüchtigen, wirksamen Bestandteile des Benzins zuerst verdunsten, empfiehlt es sich vor jedem Gebrauch etwas Benzin abzugießen (dieses kann für Reinigungszwecke verwendet werden) und durch frisches zu ersetzen. Es ist darauf zu achten, daß die Benzinflasche nicht zu voll gegossen wird, da sehr leicht die Benzinflüssigkeit mit in den Schlauch laufen kann, was zu einem Entzünden und Versagen des Apparates führt. Vorsicht mit dem Thermokauter bei Äthernarkosen wegen der Explosionsgefahr, Maske und Ätherflasche wegstellen, wenn derselbe bei einer Operation gebraucht wird.

Eine häufige Ursache des Versagens ist die mangelhafte Benzin-Luftmischung. Zweckmäßig ist es daher, statt der einfachen Benzinflasche, eine solche mit Regulierhebel nach Dönitz[1]) zu verwenden (Abb. 248). Man kann dann durch Hin- und Herschieben des Hebels die Luftmischung auf das genaueste regulieren. — Versagt der Brenner, nachdem er längere Zeit nicht benutzt worden ist, so kann er wieder in Ordnung gebracht werden, wenn man ihn in einem Bunsenbrenner mehrmals ordentlich durchglüht; auch kann das dünne Metallrohr im Innern des Griffes durch Staubpartikelchen verstopft sein, mit Hilfe eines feinen Drahtes kann auch diesem Übel leicht abgeholfen werden.

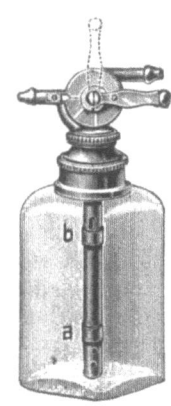

Abb. 248. Benzinflasche mit Regulierhebel nach Dönitz.

Zum Ausbrennen inoperabler Geschwülste gibt es besonders große Nickelbrenner nach Dönitz (Abb. 236). Die Bedienung ist ähnlich wie bei dem gewöhnlichen Thermokauter. Ein großes Gummigebläse oder besser noch ein Tretgebläse ist notwendig, da dieser Brenner eine große Menge der Benzin-Luftmischung verbraucht; ferner ist eine Benzinflasche mit Regulierhahn (Abb. 248) unbedingt notwendig. Will man den Kugelbrenner in Betrieb setzen, so wird die Öffnung der Nickelkugel in die Flamme

---

[1]) Zu beziehen durch die Firma Georg Haertel, Berlin.

gehalten und sofort Benzingas zugeführt. Eine Stichflamme in der Kugel entzündet sich; durch ständiges starkes Blasen und durch richtiges Einstellen der Flamme mit Hilfe des Regulierhahns kommt die Kugel in Glut. Die Flamme soll nur wenig aus der Nickelkugel zurückschlagen; sie soll nicht leuchten, sondern schwach bläulich sein. Da die Stichflamme leicht erlischt, halte man die Spiritusflamme in der Nähe bereit. Diese großen Nickelbrenner, welche wir bei allen Hämorrhoiden-Abbrennungen, Ausbrennen von Geschwülsten usw. gebrauchen, versagen bei richtiger Benzin-Luftmischung nie, vorausgesetzt daß der ganze Apparat an sich in Ordnung ist.

Wird der Thermokauter während einer Operation benutzt, so legt man dem Operateur ein ausgebreitetes, steriles Handtuch in die Hand und darauf wird der Brenner gelegt. Der Schlauch muß in die Höhe gehalten werden, damit keine Störung der Asepsis eintritt. Es gibt auch Metallhalter für den Brenner, die ausgekocht werden können.

Ein elektrischer Platinbrenner versagt selten, doch kann ein solcher nur benutzt werden, wenn man einen Pantostaten oder ähnlichen Apparat zur Verfügung hat.

38. Exstirpation der Gallenblase (Cholezystektomie).

Gebraucht werden außer den üblichen Laparotomieinstrumenten (s. S. 87) große Bauchhaken. Bei stark gefüllter Gallenblase, (wäßrig-gallig = Hydrops, eitrig = Empyem), wird zum Aussaugen eine große Spritze mit dicker Kanüle oder der Saugapparat gebraucht (s. S. 96). Um die Gallenblase hervorzuziehen, wird häufig ein dicker Seidenfaden um ihre Spitze gebunden. Zum Ablösen der Gallenblase werden ein schmales Messerchen und feine chirurgische Pinzetten gebraucht. Weiter wird gebraucht: zum Abbinden der Gallengänge Deschampssche Nadeln mit langen, starken Katgutfäden, zum Übernähen des Stumpfes dünnes Katgut in Darmnadel, lange Bleisonden zum Sondieren der Gallengänge. Die für diesen Zweck angefertigten elastischen Sonden eignen sich nicht besonders dafür. Die zum Entfernen der

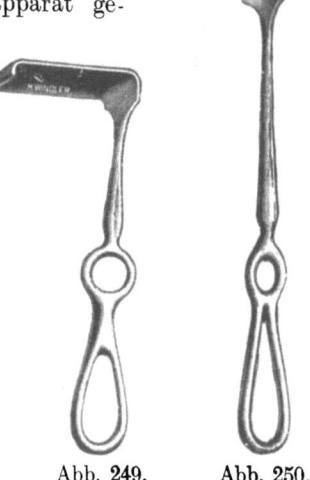

Abb. 249. Abb. 250.
Breite Bauchhaken.

Steine aus den Gallengängen angegebenen Löffel sind lang und stumpf (Abb. 253). Zum Emporhalten der Leber werden über die Gummihandschuhe sehr oft Zwirnhandschuhe gezogen (siehe Gummihandschuhe). Die Lebernaht wird mit großen runden Nadeln und starkem Katgut ausgeführt. Zur Drainage hat Kehr ein besonderes Drain angegeben (Abb. 254), doch genügt für diesen Zweck auch ein mittelstarker, zugestöpselter Gummikatheter. Falls tamponiert werden soll, muß ein langer eingeschlagener Bindenstreifen bereit gehalten werden.

Zum Zunähen der Bauchwunde frische sterile Instrumente und die üblichen Nähte (S. 126).

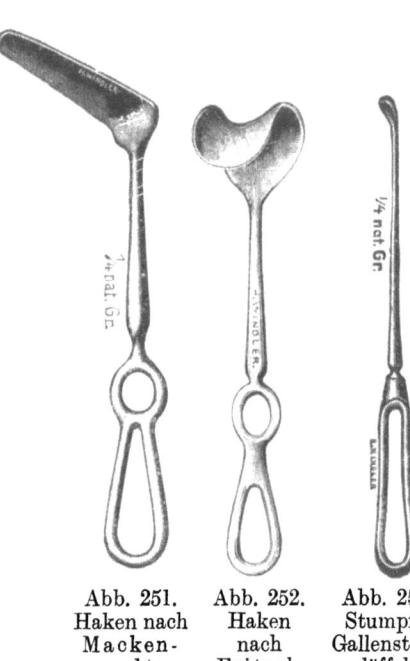
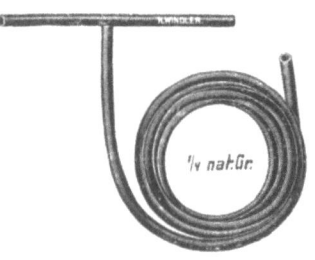

Abb. 251. Haken nach Mackenrodt. Abb. 252. Haken nach Fritsch. Abb. 253. Stumpfer Gallensteinlöffel. Abb. 254. Drain nach Kehr.

39. Nierenoperationen.

Es werden gebraucht: die üblichen Laparotomieinstrumente (s. S. 87), ferner große breite Bauchhaken, Deschampssche Nadeln mit langen, dicken Katgutfäden, viele Stieltupfer, lange Arterienklemmen. Bei einer Wasserniere (Hydronephrose) oder bei einer Eiterniere (Pyonephrose) muß der Saugapparat bereit stehen. Zum Abklemmen des Nierenstiels bei Exstirpation der Niere (Nephrektomie) wird eine Quetschzange oder eigens hierfür gebogene Zange gebraucht (Abb. 256). Große Mullkompressen oder breite Binden müssen bereit liegen, weil jeden Moment eine größere Blutung erfolgen kann. Zum Übernähen des Nierenstiels oder als Nierennaht ist dickes Katgut in großer runder Nadel notwendig.

Zum Zunähen der Bauchwunde frische Instrumente und die üblichen Nähte (s. S. 126).

Um den Ureter sondieren zu können, braucht man einen sterilen Ureterenkatheter (s. Katheterkapitel) oder lange, feine Sonden. Zur Ureternaht ist dünnes Katgut in Darmnadel nötig.

Handelt es sich um Entfernung eines Uretersteins, so müssen außer den Instrumenten, wie sie zur Nieren-

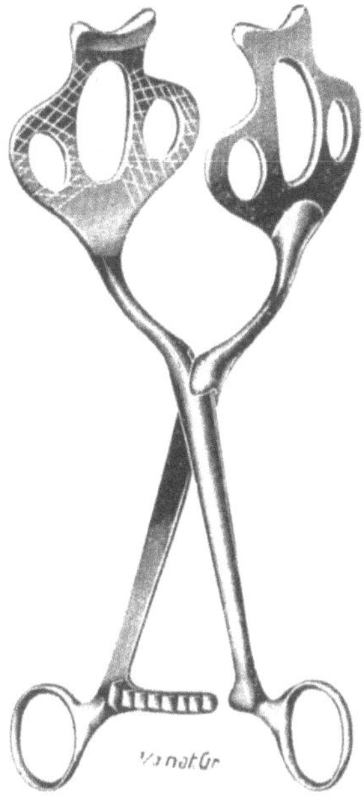

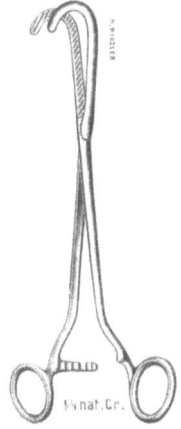

Abb. 255. Nierenfaßzange nach Kocher. (Wird bei Nierenoperationen nicht mehr verwandt.)

Abb. 256. Zange nach Guyon zum Abklemmen des Nierenstiels.

operation gebraucht werden, noch schmale Kornzangen oder ganz feine Faßzangen zum Fassen des Steines bereit gehalten werden. Genäht wird wie bei der Nierenoperation.

40. Wanderniere.

Alle Instrumente wie zur Nierenexstirpation. Zum Annähen der Niere werden mittelstarke Katgut- oder Seidenfäden in mittelgroßer, runder Nadel gebraucht.

Zum Zunähen die üblichen Nähte (S. 126).

41. Vorbereitung zur Blasenoperation.

Vor jeder Blasenoperation bei Männern wird die Blase mit ungefähr 250 ccm warmer physiologischer Kochsalzlösung oder

138 Operationen im einzelnen.

3⁰/₀igem Borwasser gefüllt. Dazu ist nötig: ein mittelstarker Gummi-Katheter, steriles Öl oder Katheterpurin, ein steriler graduierter Irrigator mit auf den Katheter passender Glasspitze (s. auch S 20). Die letztere muß vor der Operation ausprobiert und eine zweite in Reserve gelegt werden.

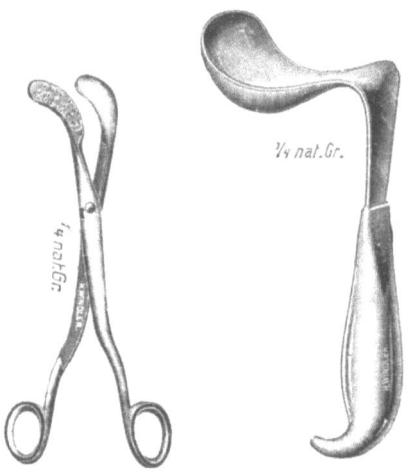

Abb. 257. Steinzange.   Abb. 258. Haken für Blasenoperation.

42. Anlegung einer Blasenfistel.

Zum Anlegen einer Blasenfistel bei Harnverhaltung braucht man die üblichen Instrumente (siehe S. 87), dazu ein dicker, zugestöpselter Gummikatheter[1]. Als Stöpsel eignen sich sehr gut kleine Paketknebel, die auf der einen Seite zugespitzt werden, oder beliebige Holzstöpsel, die man sich zurechtschneidet. Der Stöpsel muß gekocht sein. Zum Einnähen des Katheters zuerst dünnes Katgut in runder Nadel, dann die üblichen Nähte. Warme Kochsalzspülung bereit halten.

43. Anlegung einer Blasenschrägfistel.

Gebraucht wird ein dicker gebogener Trokar (Abb. 261), ein Gummikatheter, der bequem durch den Trokar geht, und eine

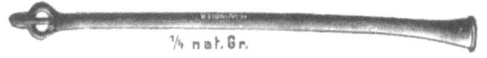

Abb. 259. Verweilkatheter nach Caspar.

Abb. 260. Verweilkatheter nach Pezzer.

---

[1] Der Gummikatheter muß deshalb zugestöpselt werden, weil der Inhalt, der mittels des Katheters nach außen abgeleitet werden soll, sich sonst sofort über die Wunde ergießen würde. Dasselbe gilt auch bei der Gallenblasenoperation und Magenfistel (Gastrostomie), wo auch ein zugestöpselter Katheter zur Verwendung kommt.

Führungssonde für den Katheter, ein spitziges Messerchen und etwas Lokalanästhesie. Für diese Zwecke sind die Gummikatheter nach Pezzer und Caspar (Abb. 259 u. 260) sehr praktisch. Wird

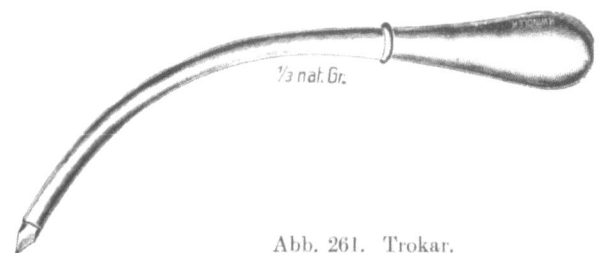

Abb. 261. Trokar.

ein gewöhnlicher Gummikatheter genommen, so darf die Abflußöffnung nicht ganz unten, sondern muß ein wenig unten seitlich sein, damit die Führungssonde nicht unten durchtreten und Verletzungen hervorrufen kann, sondern einen Widerhalt findet.

44. Harnröhrenzerreißung (Boutonnière).

Der Kranke wird in Steinschnittlage gebracht und durch Beinhalter darin erhalten (s. S. 130). Fehlen letztere, so muß je eine Person ein Bein halten. Zuerst muß alles zum Katheterisieren vorbereitet werden (s. S. 20). Alle vorhandenen Katheter und Bougies müssen während der ganzen Operation bereit liegen. Im sterilen Irrigator warme Kochsalzlösung zur Spülung. Zur eigentlichen Harnröhrenoperation legt man zurecht die üblichen Instrumente (s. S. 87), Leitsonden oder Itinerarien (Abb. 267), Kornzangen, lange Sonden.

Zum Nähen zarte Nadeln und feines Katgut.

45. Entfernung der Vorsteherdrüse (Prostatektomie).

Die Instrumente genau wie zur Blasensteinoperation richten. Wird die Blasenwunde nicht genäht, so muß ein dickes Gummi-

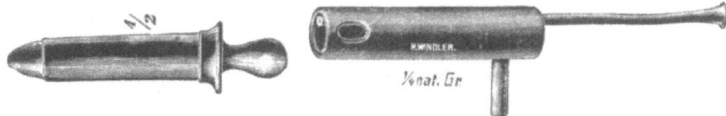

Abb. 262. Bougie nach Simon für die weibliche Harnröhre.
Abb. 263. Drainagerohr nach Freyer mit Zu- und Abflußschlauch zur Verwendung nach Prostatektomie.

rohr (Drainagerohr nach Freyer) bereit gelegt werden. Reichlich warme Kochsalzlösung muß zur Hand sein.

46. Blasensteine. (Entfernung der Steine durch Eröffnung der Blase von den Bauchdecken aus.) Sectio alta.

Außer den üblichen Instrumenten (s. S. 87) braucht man ein spitzes Messerchen zum Eröffnen der Blase, Haltefäden aus mittelstarker Seide in nicht zu großer runder Nadel (2 Nadeln zurecht machen). Zum Fassen des Steines eine Steinzange (Abb. 257). Reichlich warme Kochsalzlösung zum Spülen der Blase bereit halten, dazu einen sterilen Irrigator. Zur Blasennaht ist mittelstarkes Katgut in nicht zu großer runder Nadel nötig. Zum Zunähen die üblichen Nähte. Wird drainiert, so ist dazu ein dickes ungelochtes Gummirohr notwendig, daran ein dicht abschließendes Glasverbindungsstück mit einem Gummischlauch. Sehr zweckmäßig ist für Blasendrainage das Drainagerohr nach Freyer (Abb. 263).

47. Blasensteinzertrümmerung (Lithotrypsie). (Entfernung der Steine durch die Harnröhre.)

Wie bei jeder Blasenoperation bei Männern, so geht auch bei dieser die Füllung der Blase mit steriler, warmer, physiologischer Kochsalzlösung oder mit 3%igem Borwasser voraus (s. Nr. 41), außerdem muß zur Anästhesie der Harnröhre vorbereitet werden (s. S. 53).

An Instrumenten wird gebraucht ein Steinzertrümmerer oder Lithotryptor und der Aspirator. Die Abbildungen 264 und 265 zeigen den Steinzertrümmerer nach Bigelow und den Aspirator nach Guyon. Letzterer besteht aus dem Gummiballon, einem Glasgefäß und einem katheterähnlichen Instrument. Bei Anwendung eines solchen Apparates muß das katheterähnliche Instrument steril sein, der Gummiballon wird mit Wasser, das kleine Glasgefäß wird mit Glyzerin gefüllt. Dann werden beide Teile miteinander verbunden. Der Steinzertrümmerer muß steril sein. Mit ihm werden die Steine in der Blase zertrümmert. Dann werden die zertrümmerten Steinreste mit dem Aspirator herausgesaugt. Das Glasgefäß ist deshalb mit Glyzerin gefüllt, weil dessen Schwere die Steine besser herunterzieht. Bei den neueren Aspiratoren wird der Gummiballon nicht mit Flüssigkeit gefüllt, sondern luftleer gemacht und saugt durch diese Druckdifferenz die Steine an.

Um mit Sicherheit festzustellen, ob Steine in der Blase sind, wird häufig vor der Operation die Blase mit einer Steinsonde sondiert (Abb. 266 und 267). Durch ein Schallbrett, welches man an die Steinsonde anschraubt, kann man auch für die

Blasensteine bei Frauen. 141

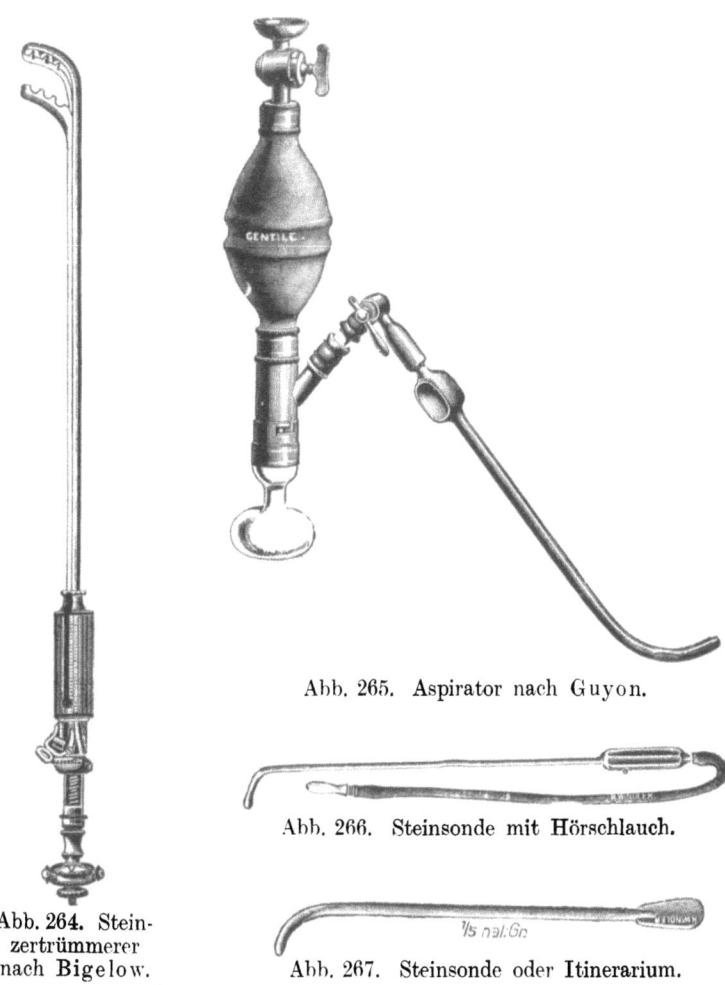

Abb. 265. Aspirator nach Guyon.

Abb. 266. Steinsonde mit Hörschlauch.

Abb. 264. Stein-
zertrümmerer
nach Bigelow.

Abb. 267. Steinsonde oder Itinerarium.

nähere Umgebung das Reiben der Sonde an den Steinen hörbar machen. Es muß also auch stets eine sterile Steinsonde vorrätig gehalten werden.

48. Blasensteine bei Frauen.

Blasensteine bei Frauen können ebenfalls durch die Harnröhre entfernt werden. Dazu wird vorher die Harnröhrenöffnung durch Bougierung erweitert. Die gebräuchlichsten Bougies sind die nach Simon (Abb. 262), welche satzweise angewandt werden. Sind es Bougies aus Hartgummi, so werden sie in 1 °/₀₀ iger Sublimatlösung, solche aus Metall durch Auskochen keimfrei gemacht. Das Entfernen der Steine geschieht durch schmale Faß- oder Kornzangen. Außerdem muß alles zur Blasenspülung bereit gehalten werden (s. S. 28).

49. Blasengeschwulst.

Instrumente wie bei allen Blasenoperationen. Man halte noch stumpfe Faßzangen, große Bauchhaken oder Bauchdeckenhalter (Abb. 258) und den Thermokauter mit Kugelbrenner bereit. Bei starken Blutungen aus der Blase wird mit heißer Kochsalzlösung (48—50° C) gespült, dazu steriler Irrigator. Auch wird der Kochsalzlösung auf Anordnung des Arztes Adrenalin hinzugesetzt, auch solches muß bereit stehen. Zum Nähen große, runde Nadeln und lange, starke Katgutfäden.

50. Nabelbruch (Hernia umbilicalis).

Die üblichen Laparotomieinstrumente, wie sie auf S. 87 beschrieben sind. Wird Netz reseziert, so sind Deschampssche Nadeln mit Katgut notwendig, auch Darmnaht muß bereitliegen. Zum Zunähen bei großen Nabelbrüchen sind große Nadeln und recht starkes Katgut nötig. Wird mit Seide genäht, so muß die Stärke der Seide der des Katguts entsprechen.

51. Leistenbruch (Hernia inguinalis).

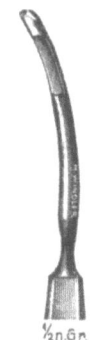

Abb. 268.
Coopersches
Herniotom.

Die üblichen Laparotomieinstrumente. Alle Nähte bei einem Leistenbruch sind Einzelnähte mit scharfer Nadel und dickem Katgut oder Seide (Bassininaht). Zum Einkerben des Bruchringes wird häufig das Coopersche Herniotom gebraucht (Abb. 268). Zur Netzresektion Deschampssche Nadeln mit nicht zu dickem Katgut. Die übrigen Schichten werden mit etwas dünnerem Katgut zugenäht. Für Fettnähte große Nadeln und dünnes Katgut; dann Hautnaht.

52. Schenkelbruch (Hernia cruralis).

Die Instrumente und Nähte wie beim Leistenbruch.

53. Kinderhernie.

Dieselben Instrumente wie bei allen Bruchoperationen, nur kleinere Haken, recht zarte Nadeln und feinere Fäden geben, je nach dem Alter des Kindes.

Wird bei einer Bruchoperation die Operation nach Kocher ausgeführt, so wird außerdem noch eine schmale gebogene Kornzange gebraucht.

54. Eingeklemmter Bruch (Hernia incarcerata).
Außer den üblichen Laparotomieinstrumenten (s. S. 87) müssen für Darmresektion bereit gemacht werden: 2 Darmklemmen nach Doyen (Abb. 271), 2 Quetschzangen (Abb. 231), gerade Schere, Deschampssche Nadeln mit nicht zu starkem Katgut, Darmnadeln mit feiner Seide. Heißes Kochsalz in einer sterilen Schale muß auf ein steril abgedecktes

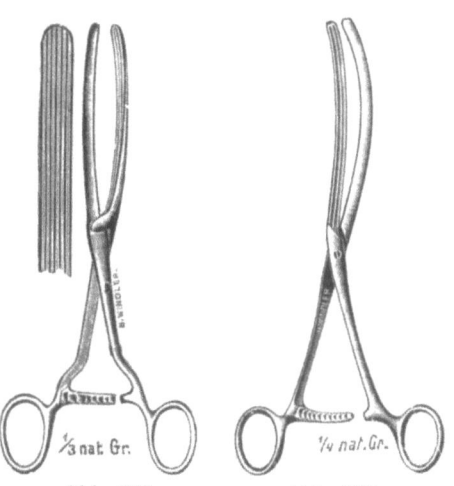
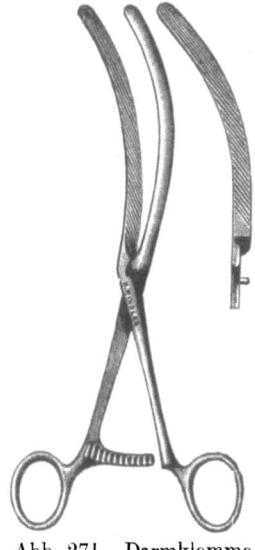

Abb. 269. Abb. 270.
Gerade und gebogene Darmklemmen nach Kocher.

Abb. 271. Darmklemme nach Doyen. Gebogen.

Tischchen neben den Operateur gestellt werden. Ist der Darm schon brandig und sind Gegengründe gegen die sofortige Resektion und Naht vorhanden, dann wird er vorgelagert und zum Ableiten des Kotes ein gebogenes Glasrohr (Abb. 272) in den Darm gebunden. Zu der dazu nötigen Schnürnaht wird eine größere Darmnadel mit kräftigem Seidenfaden gebraucht. An das Glasrohr kommt ein Gummischlauch, welcher den Darminhalt in einen Behälter ableitet. eventuell Thermokauter und Saugapparat (siehe S. 96).

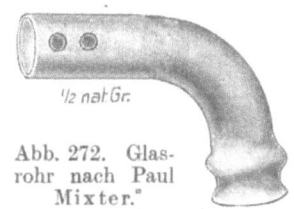

Abb. 272. Glasrohr nach Paul Mixter."

55. Kryptorchismus.

Genau alles wie zur Bruchoperation, nur sind die Fäden zum Nähen dünner zu wählen.

56. Wasserbruch (Hydrozele).

Instrumente wie zur Hernienoperation, außerdem eine sterile Schale zum Auffangen der Hydrozelenflüssigkeit, zum Zunähen zarte Nadeln und feine Fäden. Zuweilen wird ein dünnes Drainrohr eingelegt.

57. Varikozele.

Einige Arterienklemmen, Pinzetten, Schere, gerade weiche Darmklemme, Deschampssche Nadeln. Pflegt der Arzt bei der Varikozelenoperation den Hodensack zu verkleinern, so ist eine große, gerade Schere, am besten Papierschere, und fortlaufende, nicht zu starke Katgutnaht nötig.

58. Leistendrüsenausräumung.

Außer den üblichen Instrumenten werden gebraucht: recht viele Arterienklemmen, Deschampssche Nadeln mit Katgut, dünne Drains, zum Zunähen feine Fäden.

59. Hüftgelenksresektion.

Soll bei einer Hüftoperation Blutleere gemacht werden, so muß ein $2^1/_2$ Meter langer, gut haltbarer Gummischlauch zur Momburgschen Blutleere oder der Trendelenburgsche Spieß (Abbildung 276) mit Schlauch bereit gehalten werden (s. Kapitel 3).

Gebraucht werden, wie bei allen Operationen am Knochen, statt der gewöhnlichen Skalpelle starke Messer mit festem Griff, die sog. Resektionsmesser (Abb. 273), ferner außer den üblichen Instrumenten auch Knocheninstrumente (s. S. 87), breite gerade Meißel und Hohlmeißel, Hammer, Luersche Zangen, Knochenfaßzange, breite scharfe und stumpfe Haken; zum Herausheben des Schenkelkopfes dient ein breiter Hebel (der Löbkersche Löffel), zum Absägen des Schenkelkopfes wird die Säge mit schmalem Blatt oder die Giglische Drahtsäge mit Durchführungsnadel und Griffen genommen (s. Kieferdurchsägung).

Da leicht eine größere Blutung eintreten kann, so müssen langfassende Arterienklemmen und lange Bindenstreifen bereit liegen. Zum Zunähen große scharfe Nadeln mit kräftigem Katgut.

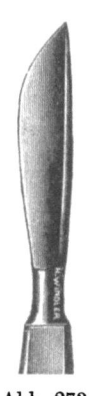

Abb. 273.
Resektionsmesser.

60. Oberschenkelamputation.

Unbedingt erforderlich ist ein guter, haltbarer Gummischlauch. Bei hoher Amputation wird der Blutleerschlauch mit dem Trendelenburgschen Spieß (Abb. 276) festgehalten, ein Verfahren, das auch bei der Hüftoperation angewendet wird.

Es werden gebraucht die üblichen Instrumente (s. S. 87), ferner große scharfe Haken, Lappenmesser, großes Amputationsmesser, Elevatorien, Raspatorien, scharfer Löffel, Säge mit breitem Blatt (Abb. 274) Fesseldrain (s. Brustoperation). Zum Unterbinden starke Katgutfäden. Zum Zunähen die üblichen Nähte (s. S. 90).

61. Kniegelenksresektion.

Blutleerschlauch bereit halten. Außer den üblichen Instrumenten (s. S. 87) gerade Meißel, Hammer, Säge (Abb. 275), einzinkige scharfe Knochenhaken, Elevatorien, Raspatorien, scharfe Löffel, Luersche Zangen, evtl. 3 lange Resektionsnägel (Abb. 279) und Metallhammer. Zum Nähen dickes Katgut mit scharfen Nadeln.

Sehr oft wird nach Operationen und Knochenbrüchen am Bein eine Nagelextension angelegt. Abb. 286 und 287 zeigen einige von solchen Apparaten. Soll Drahtextension nach Klapp angelegt werden, so ist der Bohrer mit langem Ansatz und starkem Draht nötig. Zum Durchbohren des Knochens ist hierbei der Handbohrer schonender als der elektrische Bohrer.

62. Kniescheibenbruch (Patellarfraktur).

Ein Blutleerschlauch muß bereit liegen. Außer den üblichen Instrumenten (s. S. 87) wird in der Regel Bohrer, starker Aluminiumbronzedraht, Drahtführer, Drahtschere, Flachzange, Elevatorium, Raspatorium gebraucht.

Eine andere Methode ist die zirkuläre Umnähung der Bruchstelle mit großer scharfkantiger Nadel und Draht.

Anstatt des Drahtes werden mitunter auch nur starke Seiden- oder Katgutfäden in großen, recht scharfen Nadeln gebraucht. Zum Zunähen die üblichen Nähte.

63. Habituelle Kniescheibenverrenkung (Patellarluxation).

Alle Instrumente wie zum Kniescheibenbruch. Der Bohrer wird hierbei nicht gebraucht, sondern nur starke Katgutfäden mit scharfen Nadeln.

64. Kniepunktion.

Vorzubereiten ist etwas Lokalanästhesielösung, eine dicke, ungefähr 8 cm lange Punktionskanüle und eine 10—20-ccm-Rekord-

146   Operationen im einzelnen.

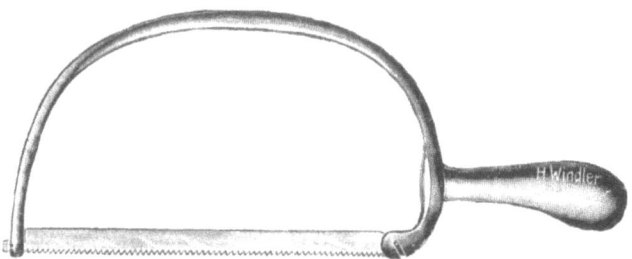

Abb. 274. Amputationssäge nach Helferich.

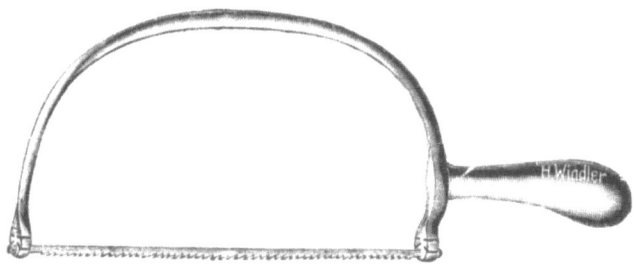

Abb. 275. Amputationssäge nach Bier.

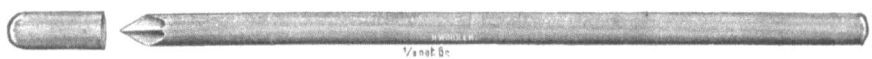

Abb. 276. Spieß nach Trendelenburg.
Das Instrument dient bei hochsitzender Blutleere am Oberarm und Oberschenkel zum Festhalten des Esmarchschen Schlauches.

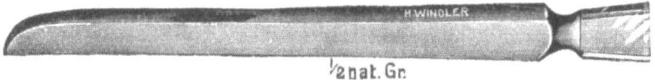

Abb. 277. Amputationsmesser.

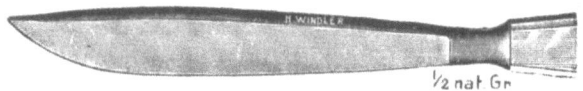

Abb. 278. Lappenmesser.

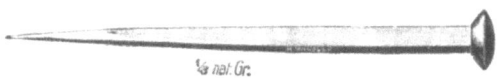

Abb. 279. Knochennagel.

Fußgelenksresektion.

spritze oder ein dicker Trokar (Abb. 280), ein spitzes Messerchen für den Einstich in die Haut, sterile Reagenzgläser, eine sterile Schale zum Auffangen der Punktionsflüssigkeit und eine Hautnaht, um die Einstichstelle des Trokars zu verschließen.

Wird das Kniegelenk ausgespült, so muß ein steriler, graduierter Irrigator mit Schlauch und Glasspitze, die auf dem Trokar gut paßt, 3%ige Karbollösung und physiologische Kochsalzlösung bereit stehen.

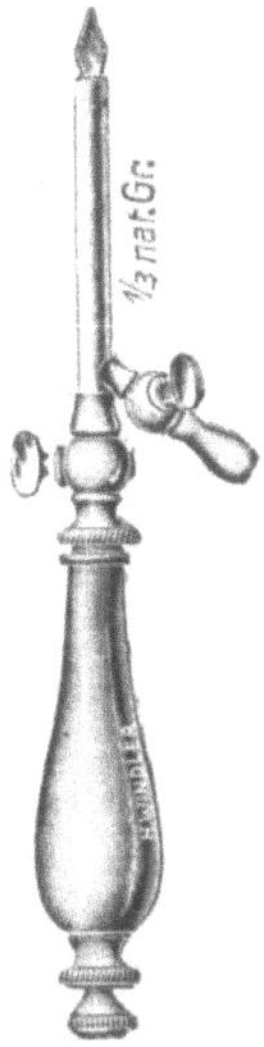

65. Unterschenkelamputation.

Gebraucht werden: Blutleerschlauch oder Blutleerbinde. Die Instrumente genau wie zur Oberschenkelamputation, dazu ein kleineres Amputationsmesser und ein Zwischenknochenmesser (Abb. 281).

Zur Grittischen Amputation dieselben Instrumente, dazu eine Säge mit schmalem und eine mit breitem Blatt.

66. Fußgelenksresektion.

Gebraucht werden Blutleerschlauch, die üblichen Instrumente (s. S. 87), gerader Meißel und Hammer, Säge, Knochenfaßzange, Luersche Zangen. Bei der Resektion des Sprunggelenks bzw. Talusresektion wird ein dreieckiger Keil (Abb. 285) in ein steriles Tuch eingeschlagen und unter den Fuß gelegt.

Abb. 280. Trokar für Punktionen.

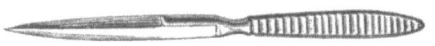

Abb. 281. Zwischenknochenmesser.

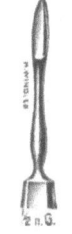
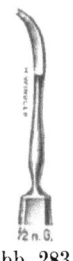
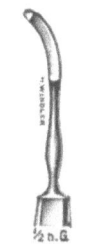
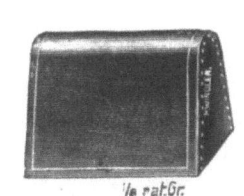

Abb. 282. Gerades spitzes Tenotom.
Abb. 283. Gebogenes spitzes Tenotom.
Abb. 284. Geknöpftes Tenotom.
Abb. 285. Keil nach König.

148 Operationen im einzelnen.

67. Osteotomie (Durchtrennung des Knochens).

Ein Blutleerschlauch muß bereit liegen, wird aber in der Regel nicht gebraucht. Ein Sandsack wird unter das Glied gelegt. Außer den üblichen Instrumenten (S. 87) wird zum Durchschlagen des Knochens ein gerader, recht scharfer Bildhauermeißel und ein Hammer gebraucht. Die Breite des Meißels richtet sich nach der Dicke des Knochens. Die meist kleine Wunde wird mit ein paar Hautnähten geschlossen. Das Glied wird eingegipst (s. S. 36).

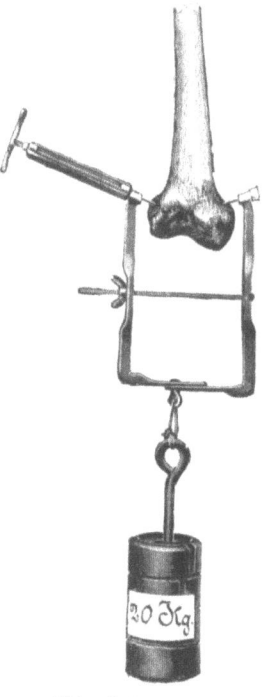

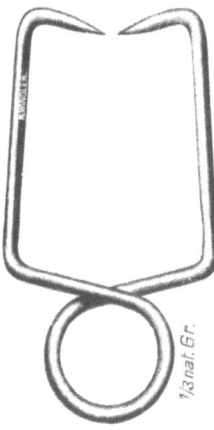

Abb. 286. Extensionsinstrument nach Schmertz.

Abb. 287. Nach Steinmann.

68. Tenotomie (Sehnendurchschneidung).

Zur Durchschneidung einer Sehne wird ein spitzes und geknöpftes Tenotom gebraucht (Abb. 282—284).

69. Krampfaderoperation (Varizen).

a) Exstirpation der Krampfadern. Die üblichen Weichteilinstrumente (s. S. 87), Deschampssche Nadeln mit nicht zu starkem Katgut oder Seide. Zum Zunähen die üblichen Nähte (s. S. 90).

b) Operation nach Babcock. Kupferdrähte mit Knopf nach Babcock; Instrumente zur Freilegung der Vene. Ein paar Arterienklemmen, ein feines Messer, 2 chirurgische und zwei anatomische Pinzetten, ein kleines gebogenes Scherchen, zwei

kleinere und zwei größere scharfe Haken, Deschampssche Nadeln mit starkem Katgut oder Seide. Die kleine Hautwunde wird mit einigen Nähten geschlossen.
c) **Umstechung der Krampfadern.** Dazu sind Umstechungs-

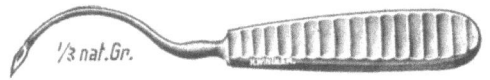

Abb. 288. Varizen-Umstechungsnadel nach Klapp.

nadeln nach Klapp (Abb. 288) oder stark gebogene Nadeln und Nadelhalter und starke Katgutfäden nötig.

Für Krampfaderoperationen müssen lange, gut gepolsterte Volkmannsche Schienen bereit gehalten werden.

Durch Bestreichen mit steriler Stärkelösung[1]) oder Methylenblau können die Varizen vor der Jodierung kenntlich gemacht werden.

70. Exartikulation der Glieder.

Bei Exartikulation des Oberschenkels muß der Trendelenburgsche Spieß, bei der des Oberarms alle Instrumente zur Unterbindung der Hauptschlagader (s. Gefäßoperation) bereit gehalten werden. Die üblichen Instrumente (s. S. 87) müssen durch eine größere Anzahl Arterienklemmen ergänzt werden, weiter werden gebraucht: Elevatorien, Raspatorien, Lappenmesser, Amputationsmesser, Säge, Knochenfaßzange.

Zum Zunähen starke Katgut-Einzelnähte.

71. Ober- und Unterarmamputation.

Zur Blutleere am Arm darf nur eine Binde genommen werden, weil der Schlauch leicht Lähmungen hervorruft.

Die Instrumente genau so wie zur Oberschenkel- und Unterschenkelamputation; nur gibt man kleinere Messer und zum Unterbinden feinere Fäden und zum Nähen kleinere Nadeln.

72. Ellbogenresektion.

Blutleerbinde bereit halten. Die üblichen Instrumente, Elevatorien, Raspatorien, schmale Meißel, Hammer, Säge (Abb. 275). Zum Zunähen die üblichen Nähte (s. S. 90).

---

[1]) Stärkepulver, das man in der Apotheke erhält oder ganz gewöhnliche Stärke, auch Kartoffelmehl, wird mit etwas kaltem Wasser in einem Emailletöpfchen angerührt. Dann wird unter ständigem Rühren kochendes Wasser hinzugegossen bis die Stärke dickflüssig ist. Das Ganze läßt man noch einmal aufkochen.

73. Ellbogenbruch (blutige Stellung).

Bei der blutigen Stellung eines Ellbogenbruchs, wie eines Knochenbruchs überhaupt, braucht man dieselben Instrumente wie zur Ellbogenresektion, dazu ist noch bereit zu halten: Bohrer, Aluminiumbronzedraht, Drahtführer, Drahtschere, Faßzange. Sehr wichtig sind hierbei zwei einzinkige scharfe Knochenhaken. Zum Zunähen die üblichen Nähte (s. S. 90).

74. Knochennaht.

Außer den üblichen Instrumenten (s. S. 87) sind Elevatorien, Raspatorien, scharfe Löffel, Meißel, Hammer, Bohrer, Drahtführer,

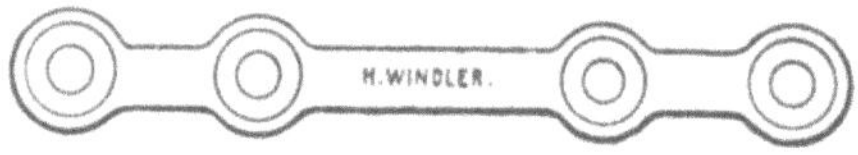

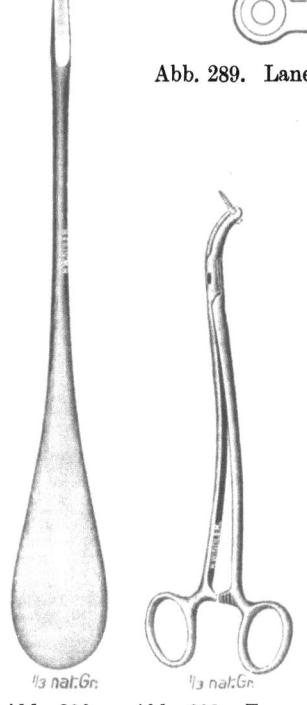

Abb. 289. Lanesche Klammer, erhältlich in allen Größen.

Aluminiumbronzedraht, Drahtschere und Flachzange nötig.

Zur Vereinigung von Knochenbrüchen finden auch die Laneschen Klammern hier und da Anwendung (s. Abb. 289—291). Gebraucht wird hierbei ebenfalls der Bohrer mit einem Ansatz, der durch die Schraubenöffnungen hindurchgeht.

75. Nekrotomie (Sequestrotomie).

Bei der Aufmeißelung eines Gliedmaßenknochens zur Entfernung toter, aus ihm losgelöster Knochenteile muß Blutleerschlauch und -binde bereit gehalten werden.

Es werden gebraucht die üblichen Instrumente (s. S. 87), Elevatorien und Raspatorien, scharfe Löffel in verschiedenen Größen, Hohlmeißel, Hammer, Sequesterzange, Luersche Zangen, evtl. warme Kochsalzlösung zur Spülung, Kornzange, Drainröhren und Tampons.

Abb. 290. Schraubenzieher. Abb. 291. Zange zum Halten der kleinen Schrauben.

In unserer Klinik werden die letzteren sehr selten gebraucht, meist werden die Nekrotomiehöhlen nur mit sterilem Mosettigbatist überdeckt.

Transplantationen. 151

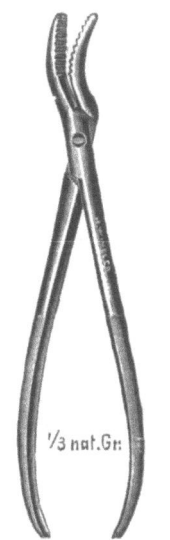
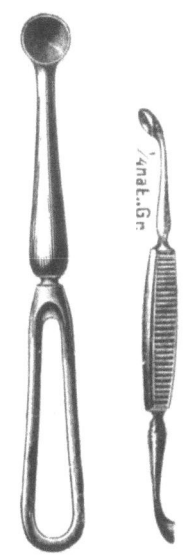
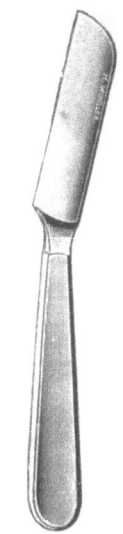

Abb. 292. Sequesterzange.   Abb. 293 und Abb. 294. Scharfe Löffel.   Abb. 295. Transplantationsmesser nach Thiersch.

76. Transplantationen.

a) **Hautverpflanzung nach Thiersch.**
In der Regel Lokalanästhesie, Transplantationsmesser nach Thiersch (Abb. 295) oder recht scharfes, steriles Rasiermesser mit festem Metallgriff, eine sterile Schale mit heißer Kochsalzlösung, zwei anatomische und zwei chirurgische Pinzetten, zwei Myrtenblattsonden und eine gerade und gebogene Schere.

b) **Hautlappenverpflanzung.**
Dazu werden gebraucht: die üblichen Weichteilinstrumente (s. Seite 87), recht scharfe Messer, feine scharfkantige Nadeln, Seide oder Katgut und warme Kochsalzlösung.

c) **Verpflanzung von Fett oder Faszie.**
Dieselben Instrumente wie zur Lappenplastik.

d) **Knochenplastik (Knochentransplantation).**
Blutleerschlauch und -binde bereit halten.
Das zu transplantierende Knochenstück wird meist aus dem Schienbein (Tibia), aus dem Wadenbein (Fibula), dem Beckenkamm und dem Mittelfußknochen entnommen.

152   Operationen im einzelnen.

Es werden gebraucht: die üblichen Instrumente (s. S. 87), elektrischer Motor mit feiner Kreissäge (das Zurechtmachen des Motors s. Schädeloperation), recht scharfe, schmale, gerade Meißel, Hammer. Bei den Meißeln ist darauf zu achten, daß sie unten ganz fein sind und nach oben ganz allmählich stärker werden (Abb. 296).

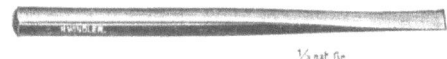

Abb. 296. Meißel nach Lexer für Knochenplastiken.

Feine Luersche Zangen, Drahtsägen mit Griffen und Durchführungsnadel für die Drahtsäge (s. Kieferoperation), unter Umständen auch eine Knochenfeile.

Zweckmäßig ist es, alle besonderen Instrumente gesondert auf ein Tischchen zu legen, damit stets alles schnell zur Hand ist.

Zum Zunähen die üblichen Nähte (s. S. 90).

77. Nervenoperation.

Blutleerschlauch oder -binde bereithalten. Gebraucht werden die üblichen Instrumente, recht scharfe schmale Messerchen, Deschampssche Nadel ohne Faden zum Hochhalten des Nerven. Ist der Nerv mit dem Knochen verwachsen, dann Elevatorien, Hohlmeißel und Hammer. Soll der Nerv zur Prüfung der Funktion

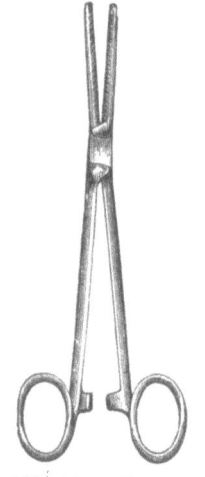 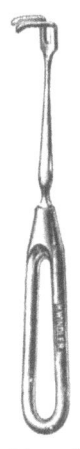 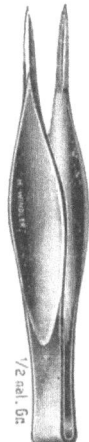

Abb. 297. Nervenzange nach Thiersch.   Abb. 298. Schmaler stumpfer Haken für Sehnenscheidenphlegmone.   Abb. 299. Splitterpinzette.

elektrisch gereizt werden, so müssen die auskochbaren Elektroden und der Elektrisierapparat zur Hand sein (s. Schädeloperation). Zur Nervennaht wird feines Katgut oder Seide in kleiner, runder Darmnadel gebraucht.
Zum Zunähen der Wunde die üblichen Nähte.
Soll bei einer Nervenoperation eine Umscheidung des Nervens mit Edinger-Röhrchen oder Faszie usw. ausgeführt werden, so muß sich die Operationsschwester vom Operateur die entsprechende Anweisung geben lassen.
Soll der Nerv entfernt werden, so ist außerdem noch die Thierschsche Nervenzange nötig (Abb. 297).

78. Sehnennaht, Sehnenplastik.

Blutleerbinde bereit halten. Gebraucht werden die üblichen Instrumente, Haken, feine chirurgische Pinzetten, Myrtenblattsonde. Zur Naht für die Sehne nicht zu feine Seide in kleiner runder Nadel.
Zum Zunähen feine Fäden und zarte Nadeln.

79. Operationen der Phlegmonen und der Abszesse, besonders der Panaritien.

Blutleerschlauch oder -binde bereit halten; gebraucht werden Skalpell, Arterienklemmen, Pinzetten, Schere, kleinere und größere stumpfe Haken (Abb. 298). Scharfe Haken sollen nicht genommen werden, weil das Gewebe zu sehr beschädigt wird und dadurch der Infektion neue Bahnen geöffnet werden. Kornzange, Drainrohr bereit halten.

80. Splitterentfernung.

Zur Splitterentfernung ist die Pinzette, Abb. 299, sehr zu empfehlen.

81. Operationen an den Arterien.

Die Operation an den Gefäßen (Arterien und Venen) erfordern ganz besondere Aufmerksamkeit. Bei schweren Blutungen muß schnell alles zur Hand sein. Von der Schnelligkeit des Arbeitens hängt oft das Leben des Kranken ab. Deshalb ist schon im ersten Kapitel dieses Buches (Instrumente zur ersten Hilfeleistung) alles was zu einer Gefäßunterbindung gehört, beschrieben worden.

a) Gefäßunterbindung (s. auch S. 6).
Blutleerschlauch oder -Apparat, wo er anwendbar ist. Instrumente: ein nicht zu breites Skalpell, Arterienklemmen,

154   Operationen im einzelnen.

2 chirurgische und 2 anatomische Pinzetten, 2 gebogene Scheren, 2 scharfe Haken, je nach Größe der Operationswunde, vier-, sechs-, achtzinkig, 2 schmale stumpfe Haken, Deschampssche Nadeln, nicht zu dünne Katgut- und Seidenfäden, Nadelhalter und Nadeln.

b) Gefäßnaht.

Blutleerschlauch oder -Apparat, wo er anwendbar ist. Außer den gewöhnlichen Weichteilinstrumenten, wie sie zu jeder Operation nötig sind, hat man zum Abklemmen der freigelegten Arterie und Vene besondere Klemmen, deren Branchen mit

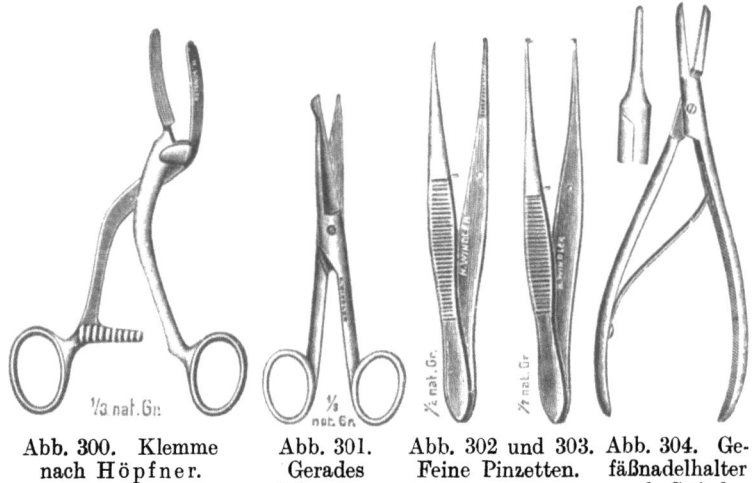

Abb. 300. Klemme nach Höpfner.   Abb. 301. Gerades Scherchen.   Abb. 302 und 303. Feine Pinzetten.   Abb. 304. Gefäßnadelhalter nach Stich.

dünnem Gummischlauch bezogen sein müssen. Die von Höpfner angegebenen haben sich gut bewährt (Abb. 300).

Die Gefäßnaht wird mit feinen runden, geraden oder gebogenen Nadeln ausgeführt. Als Nahtmaterial dient feinste Seide oder feinster Zwirn.

Alles was zur Gefäßnaht gebraucht wird, legt man sich auf einem besonderen Tisch zurecht, dazu gehören: 2—4 Klemmen nach Höpfner, 2 feine chirurgische und 2 anatomische Pinzetten, schmale, recht scharfe Messerchen, schmale Péans ohne Haken zum Fassen der kleinen Nebengefäßchen, Knopfsonde, eine kleine geknöpfte Schere, Gefäßnadelhalter, Gefäßnadeln, Gefäßseide, Deschampssche Nadeln, frisch gekochtes flüssiges Paraffin, ein kleines Schälchen dazu und kleine Stieltupfer.

Operationen an den Arterien. 155

Zur Venennaht wird feinste Darmseide genommen, dazu kleine Darmnadeln. Nach der Gefäßnaht zum Zunähen der Operationswunde die üblichen Nähte.

c) **Bei Aneurysmenoperationen** wird jetzt in erster Linie die Gefäßnaht, in zweiter Linie die Unterbindung ausgeführt. Wird ein Aneurysma der Arterie in der Schlüsselbeingrube (Subklavia) operiert, so wird zuweilen als Voroperation das Schlüsselbein (Klavikula) durchtrennt und später wieder zusammengenäht (siehe Kieferdurchsägung und Knochennaht). Da bei Gefäßoperationen ein schnelles Arbeiten sehr wichtig ist, so sei auch hier noch einmal alles genau, wie es der Reihe nach folgt, aufgeführt. Alle üblichen Instrumente, wie sie zu jeder Operation nötig sind,

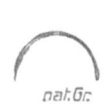 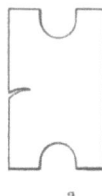 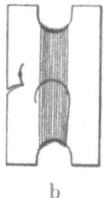 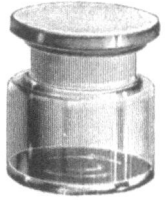

Abb. 305. Gefäßnadel. — Abb. 306a. Plättchen zum Aufwickeln der eingefädelten Gefäßnadeln. — Abb. 306b. Aufgewickelte Gefäßnadel. — Abb. 307. Glasgefäß für sterile Gefäßnadeln.

richten. Zum Durchsägen des Schlüsselbeines zuerst Bohrer um die Löcher für die spätere Naht zu bohren, dann Fergussonsche Nadel (siehe Kieferdurchsägung) für die Draht- oder Kettensäge, Griffe für diese, Elevatorium, Raspatorium, grader, schmaler Meißel, Listonsche Knochenschere und einzinkige scharfe Knochenhaken.

Ist die Operation beendet, so wird vor dem Zunähen der Wunde zuerst Drahtführer und starker Aluminiumbronzedraht gebraucht, um das Schlüsselbein wieder zusammen zu bringen. Außerdem Drahtschere und Flachzange.

Nach der Gefäßoperation zum Zunähen der Operationswunde die üblichen Nähte.

Bei Gefäßoperationen am Hals und an der Brust müssen die Instrumente zur Tracheotomie bereit liegen, auch der Überdruckapparat muß bereitstehen.

Zubereitung der Gefäßnadeln: Es ist zweckmäßig, sterile Gefäßnadeln stets vorrätig zu halten. Man macht sie in folgender Weise zurecht: Es werden aus druckfreien Stellen einer Postkarte kleine Plättchen (306 a) geschnitten und mit den Gefäßnadeln gekocht; Gefäßseide wird gekocht wie andere Seide. (Siehe S. 43.) Die Nadeln werden steril eingefädelt und zwar so, daß die Enden der Fäden, die zusammengeknotet werden, gleich lang sind. Dann werden die Fäden auf die Plättchen gewickelt. Der Knoten wird

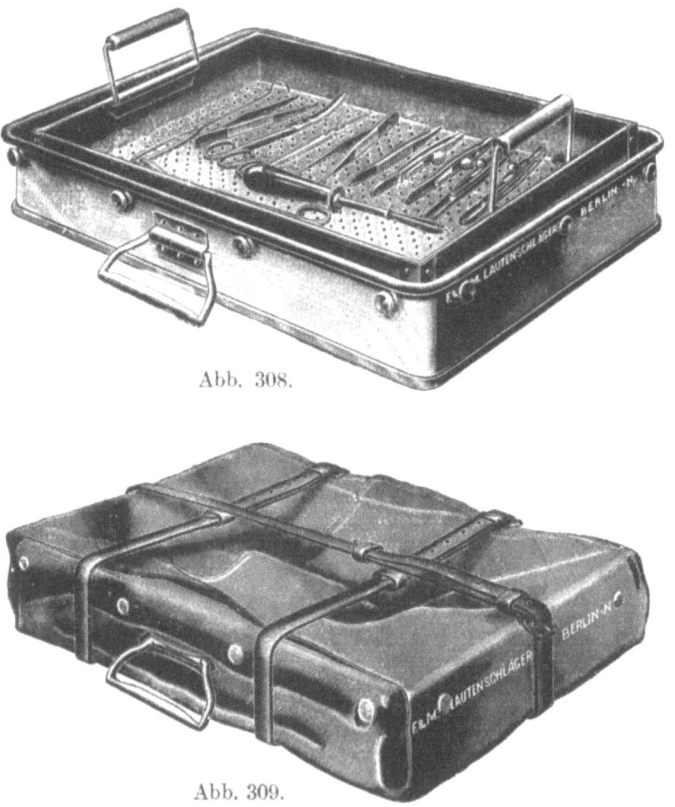

Abb. 308.

Abb. 309.

Abb. 308 und 309. Segeltuchtasche zum Einpacken steriler Instrumente.

zuerst in einem kleinen seitlichen Schlitz befestigt, dann der Faden bis fast zum Nadelöhr aufgewickelt und die Nadel in die aufgewickelte Seide gesteckt (Abb. 306 b).

Flüssiges Paraffin wird in einem kleinen Glaskölbchen gekocht, man läßt es gut verschlossen erkalten, gießt es dann in ein steriles kleines Glasgefäß mit gut abschließendem Deckel (Abb. 307), legt die Gefäßnadeln hinein und kocht das Ganze noch einmal $1/2$ Stunde im Wasserbade und verschließt es dann gut. Ist das Gefäß erkaltet, wird über den verschlossenen Deckel langsam flüssiges Wachs gegossen. Dieses bildet eine dichte Schicht, die vollkommen hermetisch abschließt. Nach jedem Öffnen muß das Gefäß wieder im Wasserbade gekocht und mit Wachs verschlossen werden. Von mehreren Methoden, die ich ausprobiert habe, halte ich diese für die einfachste. Ist während der Operation genügend Zeit, dann fädelt man sich die Gefäßnadeln frisch ein. Lose Gefäßnadeln und eine Rolle Gefäßseide müssen stets vorrätig sein. Der Faden wird nach dem Einfädeln durch einen mit Paraffin getränkten Tupfer gezogen.

X. Instrumente zum Mitnehmen für Operationen außerhalb der Klinik.

Für Ärzte, welche viel außerhalb operieren, sind Segeltuchtaschen, die so eingerichtet sind, daß ein Sieb hineingestellt werden kann, sehr zweckmäßig (Abb. 309). Wenn es irgend geht, werden die Instrumente stets in ein Sieb eingepackt.

Instrumente zum Mitnehmen für Magen-, Darm- und Gallenblasenoperationen.

12 Arterienklemmen nach v. Bergmann.
8 Arterienklemmen nach Kocher oder Péan.
10 Klemmen nach Mikulicz.
4 gebogene Scheren.
2 gerade Scheren.
4 chirurgische Pinzetten.
2 anatomische Pinzetten.
2 lange Pinzetten.
2 kleine Darmpinzetten.
1 Kochersonde.
2 scharfe Haken mittel.
2 scharfe Haken groß.
2 stumpfe Haken schmal (v. Langenbeck).
1 großer stumpfer Bauchhaken.
3 Deschampssche Nadeln.
4 Darmklemmen (Doyen).

2 Quetschzangen.
1 mittelgroße Muzeuxsche Zange.
1 Kornzange.
3 verschiedene Stärken Bleisonden, Gallensteinstöffel.
4 lange Kochersche Klemmen zu Stieltupfer, auch zum Fassen tiefsitzender Gefäße.
2 Nadelhalter.
1 Kästchen mit Darm- und scharfen Nadeln.
4—6 Tuchklemmen.
Mehrere Skalpelle,
feine und mittelstarke Seide,
Gummischlauch für Drain,
sterile Gummihandschuhe,
reichlich Tupfer, Mullagen,
Perltücher, Watte, Binden.

158 Instrumente zum Mitnehmen für Operationen außerhalb der Klinik.

Wäsche für eine Operation.

4 Mäntel.
1 Lochtuch.
4 viereckige Tücher (zum Abdecken d. Instrumententische).

6 Handtücher.
Gummischürzen.

Instrumente für Blinddarmoperation.

2 Skalpelle.
8 Arterienklemmen nach v. Bergmann.
6 Arterienklemmen nach Kocher oder Péan.
6 Klemmen nach Mikulicz.
2 chirurgische Pinzetten.
2 anatomische Pinzetten.
2 Scheren.
2 Deschampssche Nadeln.
2 mittelgroße scharfe Haken.

2 schmale stumpfe Haken.
Nadelhalter.
Nadeln.
1 Kornzange.
4 Tuchklemmen.
2 Stieltupfer.
Drain.
Seide.
Katgut.
Gummihandschuhe.

Für eine Bruchoperation dieselben Instrumente. Für einen eingeklemmten Bruch dazu noch die Instrumente zur Darm-Resektion, zwei Doyensche Darmklemmen, zwei Quetschzangen, eine mittelgroße Muzeuxsche Zange (s. S 91).

Zur Abszeßspaltung in einem sterilen Tuch einige Arterienklemmen, Pinzette, Schere, Häkchen, Skalpell, Kornzange, etwas Katgut zum Unterbinden, Tupfer, Gummihandschuhe, Verbandstoffe, Blutleerbinde.

Für alle übrigen Operationen (Amputationen usw.) siehe Operationen im einzelnen.

Das Einpacken der Instrumente.

Das Einpacken macht man folgendermaßen: Auf die geöffnete Segeltuchtasche wird ein großes steriles Tuch gelegt, auf das das ausgekochte Sieb mit den Instrumenten gesetzt wird. Auf die Instrumente legt man die in Gaze eingewickelten Messer, aber so, daß sie sofort zu sehen sind. Dann die Seide, die Tupfer eingepackt in ein Handtuch, Mullkompressen, Perltücher, Binden zur Tamponade, Drainrohre mit Sicherheitsnadeln, Gummihandschuhe. Dann die Wäsche. Zuerst die kleinen Tücher, dann das Lochtuch mit den Tuchklemmen und Stieltupfern, darauf die Mäntel und die Handtücher, welche zum Abtrocknen der sterilen Hände gebraucht werden. So hat man die Sachen, wie sie der Reihe nach benötigt werden. Schließlich deckt man noch ein Tuch über das Ganze, schlägt von allen Seiten das große Tuch herum, steckt es gut mit sterilen Nadeln zusammen und schnürt die Segeltuchtasche zu.

Zum Einpacken muß man selber steril sein.

In eine besondere Tasche kommen die Sachen zur Narkose (zwei frisch bezogene Masken, 5 Flaschen Äther, eine Flasche Chloroform, zwei gut ausprobierte Tropfer, Mundsperrer, Zungenzange, Stieltupfer, Brechschale), ferner Jodtinktur (in gut verschlossener Flasche), Morphium, Kampfer, Rasiermesser. Dazu legt man in ein steriles Tuch verpackt die Sachen zum Katheterisieren (Katheter, Katheterpurin oder Öl, Sublimatpastillen [im Fläschchen]), Zellstoff oder Watte und Binden, ebenfalls in einem sterilen Tuch verpackt. In ein Kästchen die Injektionsspritze mit verschiedenen Kanülen, ferner Katgut in Schachteln, sterile Bürsten, Nagelreiniger evtl. auch sterile Schalen für Alkohol und eine Flasche mit Alkohol. schließlich noch Gummischürzen.

Zur Lokalanästhesie wird in ein steriles Tuch eingepackt: eine in Gaze eingewickelte Spritze, gut ausprobierte Kanülen, ein graduiertes Töpfchen. Ferner Novokainlösung mit Suprarenin in einem gut verschlossenen sterilen Glaskolben oder Braunsche A-Tabletten (s. Kapitel über Lokalanästhesie). (Die Stärke und die Menge der Lösung bestimmt stets der Arzt.) Der Kolben muß genaue Aufschrift bekommen.

XI. Operation in einem Privathause.

Wenn in einem Privathause eine Operation vorgenommen werden soll, so muß ein Zimmer ausgewählt werden, das hell, geräumig, heizbar und möglichst dicht neben dem Krankenzimmer gelegen ist. Am Tage vor der Operation muß es gründlich gereinigt und gelüftet werden. Alle Teppiche, Sessel, Decken und überflüssigen Sachen müssen entfernt werden. Die Temperatur des Operationszimmers beträgt 22—25° C.

Zum Operationstisch wird ein Tisch gewählt, der möglichst der Körperbreite und -länge entspricht, oder aber man bindet zwei Tische mit den schmalen Seiten aneinander. Der Tisch muß auf seine Haltbarkeit geprüft werden. Zum Polstern wird eine Matratze oder eine Wolldecke genommen, darüber eine frisch abgewaschene Decke aus möglichst wasserdichtem Stoff und ein frisch geplättetes Laken. Kissen für den Kopf müssen ebenfalls frisch bezogen werden. Der Operationstisch ist so zu stellen, daß er gut beleuchtet und von allen Seiten gut zugänglich ist.

Auf einen zweiten, sauber gereinigten und mit einer Gummidecke bedeckten Tisch werden die Schalen, Verbandzeug, Narkosensachen, Instrumentenkocher und alles, was man braucht, gestellt, sodaß alles beisammen ist. Auf einem besonderen Tisch werden die sterilen Instrumente, Wäsche und Verbandstoffe usw. ausgebreitet.

Auf eine Bank oder Tisch kommen die Waschschüsseln, für jeden Arzt eine Schüssel mit Seife, Bürste und Handtuch. Ferner die Schüssel mit Alkohol zum Desinfizieren der Hände und eine Sublimatschale. Mehrere Kannen mit kaltem und heißem Wasser (alles Wasser muß abgekocht und die Kannen, um das Wasser keimfrei zu erhalten, mit Deckel dicht zugedeckt sein), zwei Eimer und mehrere Handtücher müssen da sein.

Die Narkosensachen werden zur Operation auf ein Tischchen oder Stuhl gestellt, so daß der Narkotiseur alles bequem erreichen kann.

Müssen Instrumente zwischendurch gekocht werden, so bindet man sie in ein Taschentuch und kocht sie in einem sauberen Topf.

Bleiben zum Gebrauch polierte Möbel im Zimmer, so müssen sie gut mit wasserdichtem Stoff oder Tüchern bedeckt werden. Es muß überhaupt darauf geachtet werden, daß nichts beschädigt wird. Man sorge auch für einen Eimer für die schmutzigen Tupfer, für ein Uringlas und Brechbecken. Nach der Operation wird alles wieder gut gesäubert und desinfiziert.

Das Bett muß vor der Operation frisch bezogen werden und mit Wärmflaschen erwärmt sein. Die Wärmflaschen sind gut einzuwickeln und so zu lagern, daß der Operierte sich nicht verbrennt. Luftkissen und Lagerungsapparate sind im Bett so vorzubereiten, daß der Operierte gleich in die richtige Lage kommt. Ist nicht sofort eine Schwester zur Pflege da, so muß die Operationsschwester in den ersten Stunden nach der Operation bei dem Kranken bleiben. Er muß gut überwacht werden, da sich Übelkeit, Erbrechen, Aufregungs- und Schwächezustände und Blutungen einstellen können. Bei jeder Veränderung muß sofort ein Arzt benachrichtigt werden. Für unbedingte Ruhe muß Sorge getragen werden. Der Kranke muß gut gelagert werden, der Körper möglichst flach, das Kreuz gut ausgefüllt. Bei jeder Bauchoperation muß eine Knierolle gegeben werden. Bei Erbrechen gut achtgeben, daß das Erbrochene nicht in die Luftröhre fließt. Nach der Operation nichts zu trinken geben, nur den Mund spülen lassen und die Lippen befeuchten. Streng die Vorschriften des Arztes befolgen.

XII. Für die Praxis des Arztes.

1. Einrichtung.

Um Richtlinien für die Anschaffung der notwendigen Ausrüstung zu geben, sind im folgenden tabellarisch die gebräuchlichsten Gegenstände aufgeführt.

Der Aufstellung sind die Verhältnisse eines praktischen Arztes mit allgemeiner Landpraxis zugrunde gelegt, der für alle Vorkommnisse

Einrichtung. 161

gerüstet und daher häufig besser eingerichtet sein muß als der Stadtarzt.

Die Zusammenstellung der Reagenzien verdanke ich einem der Herren Assistenten unserer Klinik.

a) Allgemeineinrichtung.

Untersuchungstisch (zugleich für gynäkologische Untersuchungen geeignet).

Instrumentenschrank.
Kleiner Holzschrank für Watte, Binden, Schienen usw.
Kleiner Rolltisch mit Glasplatte.
Regal f. Flaschen u. Medikamente.
Waschvorrichtung (am besten mit fließendem Wasser).
5 Min.-Sanduhr.
Nagelschere.
Nagelreiniger.
Bürste.
(Behälter dazu.)
Instrumentenkocher (Sterilisationsapparat).
Trommeln für steriles Verbandmaterial und Wäsche (System Lautenschläger).
2 Abfalleimer (einer für verbrennbare Abfälle, einer zum Ausschütten v. Flüssigkeiten).
2 viereckige Instrumentenschalen aus Emaille — 1 weiß für sterile — 1 blau für gebrauchte Instrumente.
Eiterbecken verschied. Größen.
Tischchen für Urinuntersuchung, darauf die zugehörig. Sachen:

Holzgestell für 6 Reagenzgläser, kleine Glastrichter (10 u. 12 cm Durchmesser), Filtrierpapier.
Spirituslampe oder Bunsenbrenner, Dreifuß-Kochständer.
Drahtnetz mit Asbestschicht, Schale u. Bürstchen zum Reinigen der Reagenzgläser. Zentrifuge und die dazu gehörigen Spitzgläschen.
Mikroskop mit drehbarem Stativ und Ölimmersionslinse.
Objektträger, Deckgläser, Pinzette zum Halten der Objektträger. Deckglaspinzette.
Meßzylinder, Größe 25—50 ccm.
Erlenmeyer-Kochkolben, graduiert von 25—500 ccm.
Ein Satz Bechergläser.
Gummi- od. Wachstuchschürze.
Gummihandschuhe.
Gummi-Fingerlinge.
Handtasche zum Einpacken von Instrumenten für geburtshilflich-gynäkologische und andere dringliche Operationen.

b) Instrumente.

1. Für allgemeine Untersuchungszwecke.

Stethoskop.
Perkussionshammer.
Plessimeter.
Thermometer.
Mundspatel aus Holz und Metall.
10-ccm-Spritze.

Morphiumspritzen (1 u. 2 ccm).
Verschiedene Stärken Kanülen.
Sterile Röhrchen für Rachenabstriche, Blutproben, Punktionsflüssigkeiten usw.
Winkelmesser.

Berthold, Operationssaal. 2. Aufl.

Zentimetermaß.
Dermatograph (Hautstift).
Uringläser.
Medizinlöffel.
Inhalierapparat.

Schröpfer.
Sauggläser.
Wärmflasche (flach abgebogen).
Eisblase.
Sicherheitsnadeln.

2. Für dringliche chirurgische Operationen.

6 Skalpelle verschied. Größen.
6 Arterienklemmen nach von Bergmann.
6 Arterienklemmen nach Kocher oder Péan.
3 lange Kochersche Klemmen für Stieltupfer.
6 Peritonealklemmen nach v. Mikulicz.
6 gebogene Scheren (Cooper).
4 geradeScheren(Knopfscheren).
6 chirurg. Pinzetten.
4 anatom. Pinzetten.
3 Myrtenblattsonden.
3 Hohlsonden.
2 schmale stumpfe Haken.
2 sechszinkige scharfe Haken.
2 drei- oder vierzinkige scharfe Haken.
2 stumpfe Häkchen für Sehnenscheidenphlegmonen.
2 Deschampssche Nadeln.
2 Nadelhalter.
Nadeln verschied. Größen und Biegung, Kästchen dazu.
Katgut in Schachteln von Nr. 2 bis 00 (siehe Katgut).
Seide, Glasrollen und Glasbehälter zum Aufbewahren derselben (siehe Seide).
Aluminiumbronzedraht.
Wundsperrer.
Hautklammern n. Michel (dazu Pinzette) oder n. Herff.
2 Rasiermesser.
2 scharfe Löffel.
1 Elevatorium.

1 Raspatorium.
1 Blutleerschlauch (für den Oberschenkel).
1 Blutleerbinde (f. d. Oberarm).
Apparat zur Kochsalzinfusion (siehe Kochsalzlösung).
Kleiner Sauerstoff-Inhalierapparat (siehe Sauerstoffapparat).
Schlauch u. großer Glastrichter zum Magenspülen.
Kanne für Wasser.
Magensonden.
Fremdkörperzangen für Rachen- und Speiseröhre (siehe Fremdkörper in der Speiseröhre).
Grätenfänger.
Münzenfänger.
Olivensonde.
3 Metallkatheter (verschiedene Stärken).
3 Gummikatheter (verschiedene Stärken).
3 Seidenkatheter (verschiedene Stärken).
6 Harnröhrenbougies (verschiedene Stärken).
1 Harnröhrenspritze.
Emaillekasten zum Sterilisieren der Katheter (siehe Katheter).
2 Gipsmesser.
Gipsbrecher.
3 Trachealkanülen Nr. 8, 5, 3. ⎫
Kanülenband.   ⎬ s. Tracheotomiebesteck
Gänsefedern zum Reinigen der Kanülen. ⎭
2 einzinkige Häkchen.
2 stumpfe Haken n. Luer.

3. Geburtshilfe.

Mit der gütigen Erlaubnis des Herrn Geh. Medizinalrat Prof. Dr. Bumm sind im folgenden die Instrumente zur Geburtshilfe, wie sie in der Klinik von Herrn Geheimrat Bumm zusammengestellt sind und außerhalb der Klinik gebraucht werden, aufgeführt.

Große Tasche.

Naht-Beutel.
1 Schere.
2 Nadelhalter (Hegar).
4 Klemmen.
1 Pinzette.
2 Kugelzangen.
1 Katheter (männlich, weil der weibliche in der Regel zu kurz ist).
Hautklammerbesteck nach Michel (Klammerhalter mit Klammern).

Zangen-Beutel.
1 Tarnier (Achsenzugzange).

Perforations-Beutel.
1 Kranioklast.
1 Perforatorium.
1 Steißhaken.
1 Dekapitationshaken.
1 Smellinsche Schere.

Narkosen-Beutel.
2 Hörrohre.
1 Maske.
1 Zungenhalter.
1 Kiefersperrer.

Varia-Beutel (verschiedene Instrumente).
4 Platten.
4 Krallenzangen.
2 Kugelzangen.
1 Ballonzange.
1 Fritsch-Bozemann (Rücklaufkatheter).
1 lange Pinzette.
1 stumpfe große Kürette.
1 Schere.

Apotheke.
2 Flaschen à 50 g Chloroform.
2—100-g-Flaschen Alkohol und Jod.
1 zylindrische Flasche Sublimatpastillen.
2 kl. Flaschen (Kampfer, Morphium).
2-ccm-Rekordspritze.
1 Tropfflasche für Chloroform.
1 Kasten mit 2 Bürsten.
1 Nadelbüchse mit 10 Nadeln.
1 Schachtel Katgut Nr. III.
1 Nagelreiniger.
6 Tenosin-Ampullen.
In der Nadelbüchse:
 3× Nr. II scharf.
 3× Nr. II rund.
 2× Nr. IV scharf.
 2× Nr. III rund.

Tamponadenbüchse.
Trachealkathetertubus mit 2 Bronchialkathetern.

Metallkasten.
1 Metallspritze für den Ballon.
1 Infusionsnadel mit Metallhülse.

Schürzen-Beutel.
2 Gummischürzen.

Gummibeutel.
1 Momburgschlauch.
1 Ballon, groß.
2 Beinhalter.
2 Wendungsschlingen.
2 Stricke.
Katgut Nr I.

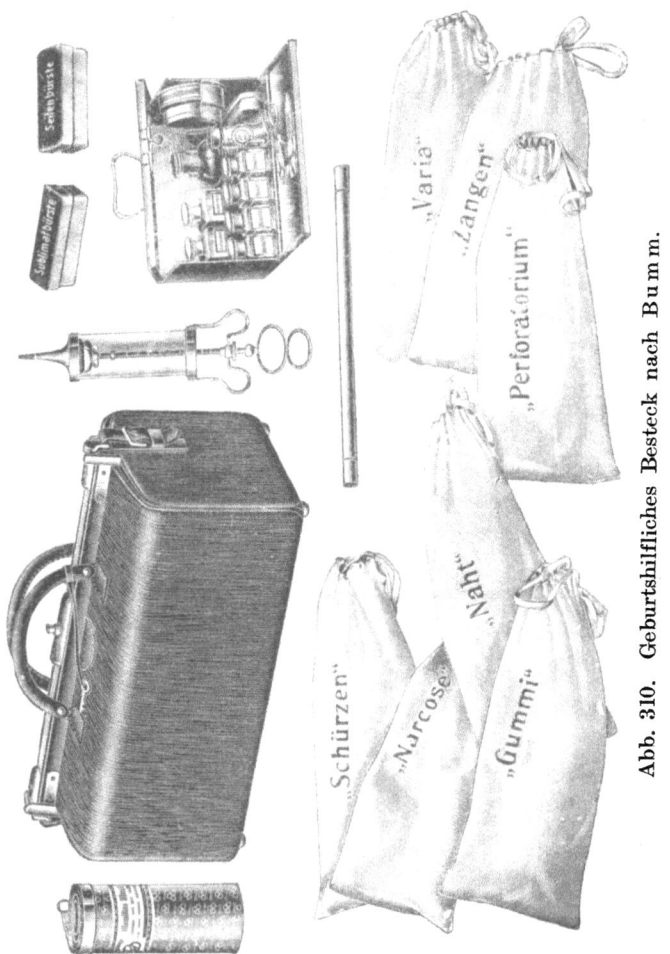

Abb. 310. Geburtshilfliches Besteck nach Bumm.

4. Zur Schmerzbetäubung.

Narkosenmaske (nach Schimmelbusch).
3 Äthertropfflaschen.
Chloroformflasche.
Kiefersperrer, Zungenzange, Stieltupfer.

Brechschale.
Spritzen mit verschiedenen langen Kanülen.
Emailletöpfchen v. 25—100 ccm Fassungsvermögen für die örtliche Betäubung.

Einrichtung. 165

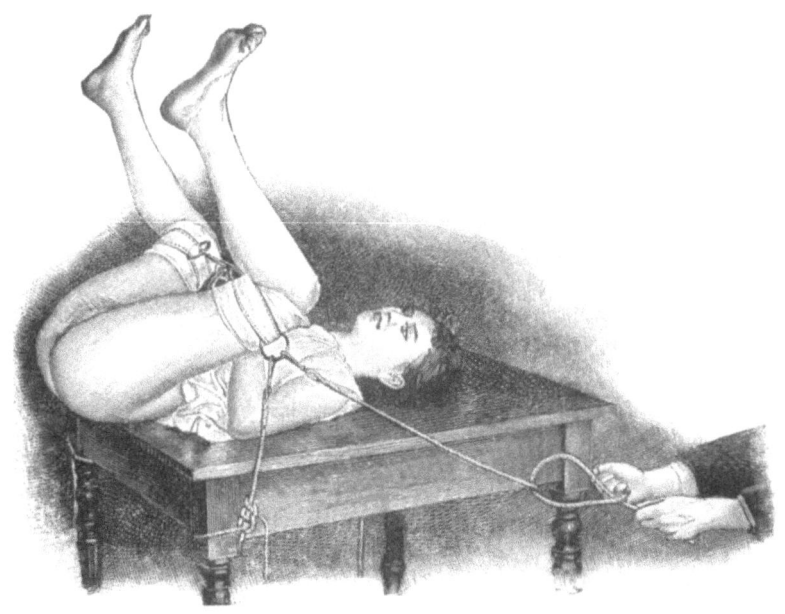

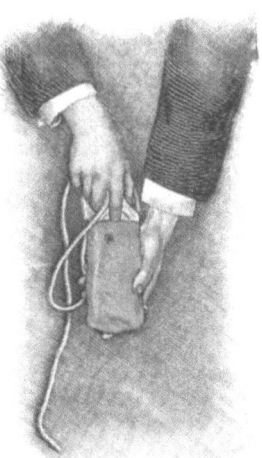

Abb. 311. Beinhalter für die Praxis.

5. Für besondere Zwecke.

Zahnzangen.
Geisfuß.
Fremdkörpernadel für Auge und sonstige Augeninstrumente nach Bedarf ev. Brillenkasten.
Stirnreflektor.
Ein Satz Ohrentrichter.
Gebogene Pinzette.
Ohrlöffel.
Ohrgebläse.
Ohrenspritze.
Sonstige Ohrinstrumente nach Bedarf.

Nasenspiegel.
Kehlkopfspiegel.
Bellocqsches Röhrchen u. Tampon (s. S. 110 u. 42).
Blutkörperchenzählapparat (nach Thoma-Zeiß).
Blutdruckapparat (nach Riva-Rocci).
Laminariastifte (erhält man steril aus der Apotheke oder man reibt sie in Sublimatlösung ab oder bringt sie einen Moment in kochendes Wasser).

6. Verbandmaterial.

Cramersche Drahtschienen.
Schedesche Schienen.
Volkmannsche Schienen.
Pappschienen (rechtwinklig-gebogene und grade).
Schusterspäne.
Gipsbinden im Blechkasten.
Stärkebinden.
Blechstreifen (für abnehmbaren Gipsverband).
Mullbinden.
Flanell-,Köper-,Kambrikbinden.

Wiener Watte.
Polsterwatte.
Zellstoff.
Mull (für Tupfer u. Kompressen).
Drains (aus Gummi und Glas).
Jodoformgaze.
Vioformgaze.
Brandbinden.
Heftpflaster.
Segeltuchheftpflaster für Streckverbände.
Mastisol.

c) Medikamente und Reagenzien.

Kampfer, Digalen, Koffein.
Tetanus- und Diphtherieserum.
Aspirin, Pyramidon, Veronal.
Baldriantropfen, Hoffmannstropfen, Opiumtinktur, Jodtinktur 5%.
Morphium.
A.-Tabletten nach Braun zur Lokalanästhesie.

Adrenalin-(Suprarenin-)Lösung 1:1000.
Kokainlösung 5—20%ig für Schleimhautanästhesie.
Kokainlösung 2%ig fürs Auge.
Alypinlösung 3%ig für die Harnröhre.
Chloräthyl, Äther, Chloroform.

Zum Nachweis von Eiweiß.
Acid. acet. dilut.
Acid. nitr. pur.

Sulfosalizylsäure 20%ig.
Esbachsches Reagens.
Eisessig.

Zum Nachweis von Zucker.

Nylander-Reagens.
Fehling I, 7%ige Lösung von Kupfersulfat.

Fehling II { Natr. hydr. 10,0
weinsaures Kalinatron 35,0
(Seignettesalz)
Aqu. dest. 110,0.

Verschiedenes.

$1/10$ normal Natronlauge.
$1/10$,, Kalilauge.
$1/10$,, Salzsäure.
Nitroprussidnatrium.

Färbemethode.

Ziehlsches Karbolfuchsin:
Fuchsin 10,0
Alkohol 10,0
Acid. carbol. liquef. . . 5,0
Aqu. dest. 100,0

Boraxmethylenblau:
Methylenblau 2,0
Borax 5,0
Aqu. dest. 100,0

Karbolgentianaviolett.
Gentianaviolett 1,0
Alkohol 10,0
Acid. carb. liquef. . . . 5,0
Aqu. dest. 100,0

Azetonspiritus:
Azeton 3,0
Alcohol absol. ad. . . . 100,0

Lugolsche Lösung:
Jod 1,0
Kal. jod. 2,0
Aqu. dest. 300,0

Ammoniak.
Acid. nitr. fum.

Blutuntersuchung. Benzidin.
Alkohol 70%ig.
Wasserstoffsuperoxydlösung 3%ig.

Magensäure. Rotes und blaues Lackmuspapier.
Kongopapier.
Dimethylamidoazobenzol in 0,5-%iger alkoholisch. Lösung.
Phenolphthalein.
Titrierapparat.
Liq. Ferri sesquichlorati.

Beides sind Stammlösungen und müssen bei dem Gebrauch mit der 10fachen Menge destillierten Wassers vermischt werden.

Bismarckbraun:
Bismarckbraun 1,0
Alkohol 10,0
Aqu. dest. ferrid. . . . 300,0

10%ige Salpetersäure.

May-Grünwald -} käufliche
Giemsa } Lösungen.

d) Lösungen und Salben zur Wundbehandlung.

Zu feuchten Verbänden Kochsalzlösung (1 Eßlöffel Kochsalz auf ein Liter abgekochtes Wasser) oder 50%iger Spiritus.

In unserer Klinik verwenden wir zur „Reizbehandlung" der Wunden Kampferwein oder die 10%ige Terpentinemulsion nach Prof. Doenitz.

Rp. Ol. Terebinth   20,0
    Gummi arabic.   10,0
    Sol. acid. boric. 3% ad. 200,0
    M. f. emulsio.

Durch Zufügen von Aqu. dest. kann man sich diese 10%ige Lösung nach Wunsch verdünnen.

Oder die Langenbecksche Salbe:

Rp. Arg. nitr.   1,0
    Balsam Peruv.   10,0
    Vasel. flav. ad. 100,0

Bei Beingeschwüren bewährt sich Naftalansalbe.

Rp. Naftalan   60,0
    Zinc. oxydat.
    Vasel. flav. āā 20,0

Schließlich sind noch 3%ige Borvaseline, Ichthyolsalbe:

Rp. Ichthyol   1,5
    Vasel. flav.   30,0

Zinksalbe:

Rp. Zinc. oxydat.   2,0
    Vasel. flav.
    Lanolin āā   10,0

oder

Rp. Zinc. oxydat.   2,0
    Ungt. Molle   20,0

und Zinkpasta viel verwandte Wundsalben.

2. Vorbereitungen für chirurgische Eingriffe in der Sprechstunde.

Bei operativen Eingriffen oder Untersuchungen irgendwelcher Art in der Sprechstunde stößt manches Mal gerade der Arzt auf große Schwierigkeiten, der von der Klinik her an eine geübte Hilfskraft gewöhnt ist, die ihm namentlich die Vorbereitung der Asepsis besorgt.

Sehr zu empfehlen ist für den praktischen Arzt der Instrumentenkocher nach Schimmelbusch (Abb. 312), in dem Verbandstoffe, Wäsche und Instrumente zu gleicher Zeit sterilisiert werden können. Er kann überall leicht aufgestellt und selbst unter

Vorbereitungen für chirurgische Eingriffe in der Sprechstunde. 169

den schwierigsten Umständen in Betrieb gesetzt werden, da er mit Gas, Spiritus, Petroleum oder Herdfeuer geheizt werden kann. Der Kocher besteht aus dem Behälter zum Auskochen der Instrumente und dem Aufsatz zum Sterilisieren der Verbandstoffe.
Verbandstoffe und Wäsche müssen eine Stunde sterilisiert werden;

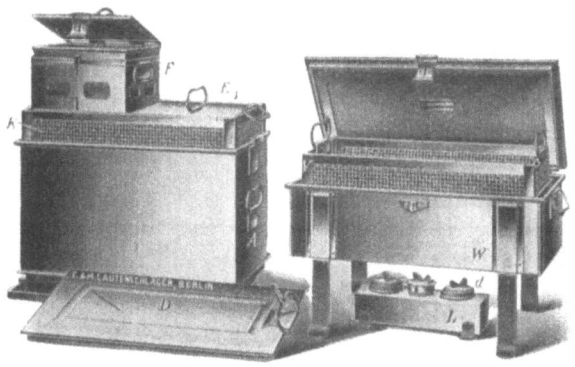

Abb. 312. Instrumentenkocher nach Schimmelbusch.

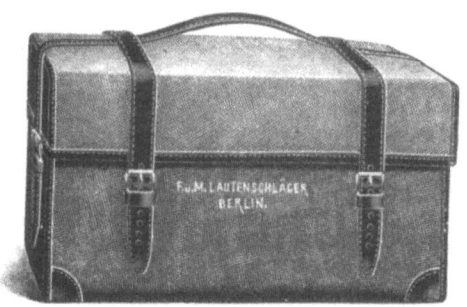

Abb. 313. Tasche für den Kocher.

diese Zeit rechnet man von der Entwicklung des Dampfes an. Das Wasser im Kochgefäß wird von Zeit zu Zeit kontrolliert und durch Nachgießen von kochendem Wasser ergänzt. Kaltes Wasser darf nicht nachgegossen werden, da die Dampfentwicklung sonst unterbrochen wird. Die Instrumente werden erst für die letzten 10 Minuten ins Wasser gelegt, damit sie nicht die ganze Zeit mitkochen. Etwas Soda wird dem Wasser zugesetzt, um das Rosten der Instrumente zu vermeiden (siehe Kapitel 5).

Es empfiehlt sich, nach erfolgter Sterilisation den Deckel etwas offen zu lassen, damit der Dampf aus dem Apparat entweichen kann, weil sonst Verbandstoffe und Wäsche feucht bleiben. Gummihandschuhe werden gut gepudert zwischen Filtrierpapier gelegt, so daß sie sich nicht berühren, und werden auf die gleiche Weise sterilisiert (siehe Gummihandschuhe). Ist der Apparat nach Schimmelbusch nicht vorhanden, so werden die Instrumente in ein Tuch eingebunden und in einem sauberen Topf gekocht. Kann Wäsche nicht sterilisiert werden, so genügt es im Notfall, saubere Wäsche unmittelbar vor dem Gebrauch mit einem heißen Bügeleisen zu plätten.

Für die Landpraxis empfiehlt es sich, alles fertig steril in genügender Menge mitzunehmen. Zweckmäßig ist es, die Verbandstoffe, Instrumente usw. in kleinen Leinenbeuteln zu sterilisieren. Die Leinenbeutel sind aus doppeltem Stoff und erhalten durch Wäschetinte entsprechenden Aufdruck. (Siehe geburtshilfliches Besteck nach Bumm.)

Will man in der Sprechstunde zystoskopieren, so sind genau dieselben Vorbereitungen zu treffen, wie sie auf S. 25 beschrieben sind. Kann der Irrigator im Instrumentenkocher nicht gekocht werden, so wird er im Behälter für Verbandstoffe $1/_2$ Stunde im Dampf sterilisiert. Beinhalter können bequem am Tisch befestigt werden.

In der allgemeinen Praxis genügt es vollständig, statt der Beinhalter ein der Länge nach zusammengefaltetes Laken um den Nacken des Kranken zu schlingen und in den angezogenen Kniegelenken zu knüpfen. Ohne jede Schwierigkeit erhält man durch mehr oder weniger starkes Anziehen des Lakens die jeweilige für Untersuchung oder Operation gewünschte Stellung.

Bezüglich der Vorbereitung zu Operationen, wie Anästhesie usw., und der operativen Eingriffe selbst siehe die betreffenden Kapitel.

Gummischläuche, Gummikatheter usw. kann der praktische Arzt genau so aufbewahren, wie im Kapitel IV beschrieben ist. An der Decke eines Schrankes können einige Nägel angebracht und die Gummigegenstände daran aufgehängt werden; sie dürfen nicht miteinander verschlungen oder dicht aufeinander verpackt aufgehoben werden, weil der Gummi sonst zu schnell verdirbt.

Anhang.

Rettungskoffer nach Borchardt, Modell des „Berliner Rettungswesens", für Polizeibureaus, Unfallstationen, Rettungswachen, größeren Fabrikanlagen, Gemeinden usw. zur Anschaffung für plötzliche Unglücksfälle sehr zu empfehlen.

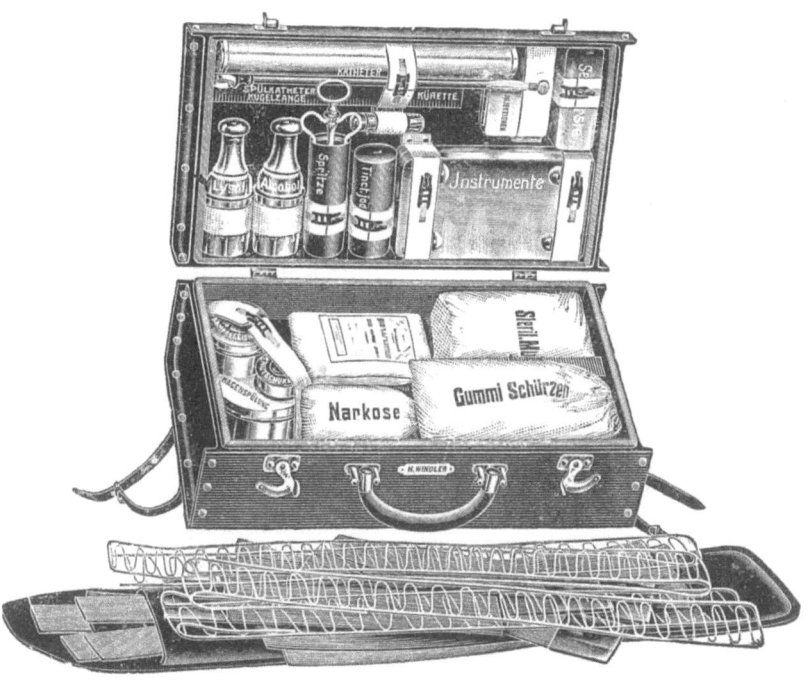

Abb. 314. Rettungskoffer nach Borchardt.

Inhalt:

Abteilung I.
1 Metallbesteck mit Instrumenten, enthaltend:
  6 Arterienklemmen nach Péan.
  1 gerade Schere.

1 Schere nach Cooper.
1 anatomische Pinzette.
1 chirurgische Pinzette.
2 Stieltupfer.
2 scharfe Wundhaken.
2 Trachealkanülen.

1 Nadelhalter.
1 Flakon Seide.
6 Nadeln.
1 Kornzange.
3 Skalpell.
1 scharfer Löffel.
1 Zweiwegehahn zur Kochsalzspritze.
2 Bistouris.
1 Rasiermesser.

1 Metallkasten, enthaltend:
1 subkutane Injektionsspritze.
Klammern für je 3 sterile Ampullen mit Morphium, Kampfer und 2 Ampullen mit Ergotin.

1 Metallhülse, enthaltend:
3 Katheter nach Nélaton.
2 Seidenkatheter nach Mercier.
2 Schläuche für die Kochsalzspritze.

1 Metallbüchse, enthaltend:
1 Bürste.
1 Stück Seife.

1 Pappfutteral, enthaltend:
1 Spülkatheter.
1 Kürette.
1 lange Kugelzange.
1 Flasche in Metallhülse mit Aufschrift „Alkohol".
1 Flasche in Metallhülse mit Aufschrift „Lysol".
1 Flasche in Papphülse mit Aufschrift „Jod".
1 Kochsalz-Blasenspritze mit 2 Kanülen zur intravenösen und subkutanen Injektion.
1 Glasröhre mit Sublimattabletten.
1 Grätenfänger.

Abteilung II.
1 Gummibeutel, enthaltend:
2 Mullbinden, 8 m lang, 15 cm breit, steril.
4 Mullbinden, 8 m lang, 10 cm breit, steril.
1 Mullbinde, 8 m lang, 5 cm breit, steril.

1 Gummibeutel, enthaltend:
4 Pack Kompressen à 20 Stück, sterilisiert.
2 Pack Kompressen à 10 Stück, sterilisiert.

1 Gummibeutel, enthaltend:
4 kleine Handtücher.

1 Gummibeutel, enthaltend:
1 Operationsschürze.

1 Gummibeutel, enthaltend:
Instrumente zur Narkose.

1 Büchse Jodoformgaze.
1 Rolle Leukoplast.
2 Paar sterile Gummihandschuhe.

1 Aluminiumbüchse, enthaltend:
1 Kompressionsapparat.
1 Pappkasten enthaltend:
1 Brandbinde.
1 Tube Vaseline.
1 Tube Katheterpurin.

Platz für je 1 Flasche Äther und Chloroform und für 10 Kochsalztabletten à 0,9.

1 Nickelkasten, bestimmt zur Aufnahme der gebräuchlichsten Gegengifte.

1 Kleiderschere, seitlich im Innern des Kofferdeckels durch Schlaufen gehalten.

1 braune Segeltuchtasche, außen anschnallbar, enthaltend:
4 Drahtschienen, 4 Holzschienen, 6 Platten Schusterspan, 6 Pappschienen.

Alphabetisches Instrumentenverzeichnis.

Amputationsmesser 277.
Ansatzstück für die Rekordspritze zur Benutzung bei Lokalanästhesie 14.
Arterienklemme nach v. Bergmann 114.
— (Gefäßklemme) nach Höpfner 300.
— — Kocher 115.
— — Kocher (langfassend) 117.
— — Péan 116.
Aspirator nach Guyon 265.

Bauchdeckenhalter nach Franz 228.
Bauchhaken 249—252.
Beckenbänkchen nach Borchardt 143.
Beinhalter nach Baetzner 240.
— für die Praxis 311.
Bellocqsches Röhrchen 189.
Bellocqscher Tampon 62.
Blasensteinzange 257.
Blasentrokar nach Douglas 261.
Blutleerbinde nach v. Esmarch 7.
— (Militärmodell) 8.
Blutleerschlauch nach v. Esmarch 6.
Blutstillinstrumente nach Makkas 152.
Bohrapparat nach Stille 148.
Bohr- und Fräsinstrumentarium nach Borchardt 164.
Bougie (fadenförmiges) 30.
— nach Lefort 28.
— — Simon 262.
Bulbusschützer nach Wagner 180.
Büchse für eine sterile Bürste 75.
Bürstenkessel 74.

Darmklemme nach Doyen 271.
— — Kocher 270.
Darm- und Magenklemmzange nach Nußbaum 232.
— — — — Payr 230.

Deschampssche Nadel 130.
Dilatator nach Kollmann 31.
— — Oberländer 32.
Drahtsäge nach Gigli 177.
Drainagerohr nach Dreesmann 234.
— — Freyer 263.
— — Kehr 254.
— — Klapp 233.
— — Kocher 235.
Duraschere nach Schmieden 158.
Durchführungsnadel nach Döderlein für die Ketten- und Drahtsäge 175.
— — Fergusson 174.

Einfädeln der Nadeln mit Pinzetten 141.
Elektrischer Motor 163.
Elektrodengriff 161.
Elevatorium, gebogenes 226.
— gerades 156.
Enterotrib nach Doyen 227.
Etagere für Soda 85.
Extensionsinstrument nach Schmertz 286.

Faßzange nach Nélaton zum Fassen der Hämorrhoidalknoten 237.
Filter 4.
Fingerschützer 211.
Flachzange 171.
Flügelzange nach v. Langenbeck 238.
Fremdkörperzangen für die Speiseröhre 218—219—221.
Fuchschwanzsäge 224.

Gallensteinlöffel 253.
Gaumenspalteninstrumente 194 bis 195.
Geburtshilfliches Besteck nach Bumm 310.
Gefäßnadeln 305.

Gipsbeckenstütze 53.
Gipsbindenmaschine 46.
Gipsbrecher 48.
Gipsinstrument zum Auseinanderbiegen der Gipsränder, sog. Löwenmaul 49.
Gipsmesser 47.
Gipssäge 52.
Gipsschere 50.
Gipstisch 51.
Glasbehälter mit Spritze 17.
Glasgefäß für Gefäßnadeln 307.
Glaskasten für sterile Bürsten 76.
Glaskästen für Seide 67—68.
— — Katgut 69.
Glasplatte 65.
Glasrohr (doppelläufiges) 90.
— nach Mixter 272.
Glasrolle 66.
Grätenfänger 217.
Gummischieber 79.

Hackenbruchspritze 15.
Haken für Blasenoperationen 258.
— (einzinkig, scharf) 203.
— mit Gewicht 129.
— nach Luer 201.
— (scharf und stumpf) 120—124.
— für Sehnenscheidenphlegmone 270.
— (vierzinkig) 202.
Hakenzange 197.
— nach Kocher 208.
Handbohrer 170a—b.
Handschuhkorb 44.
Harnröhrenspritze 25.
Hasenschartenmesser 192.
Heißluftsterilisator 73.
Hirnreizelektrode nach Krause 162.
Hohlmeißelzange nach Borchard 151.
— — Luer 223.
Hohlsonde 243.
Holzhammer 160.

Instrumentenkocher 83—84.
— nach Schimmelbusch 312.
Instrumententische 111—112.
Irrigatorständer 41.
Itinerarium (Steinsonde) 267.

Kanüle zur Rückenmarksanästhesie 93.
Katgutglas 71.
Katguttisch 72.

Katheter nach Caspar 259.
— — Lefort 27.
— mit Mercierkrümmung 19.
— aus Metall (Neusilber) 18.
— nach Pezzer 260.
— für die weibliche Harnröhre 21.
Katheterbougie 20.
Katheterschale aus Emaille 23.
Keil nach König 285.
Kettensäge 176.
Klammer nach v. Herff 142.
— — Michel 144.
Klauenschieber 193.
Klemmzange nach Guyon 256.
Knochenfaßzange nach v. Langenbeck 178.
Knochenhaken nach v. Langenbeck 172.
Knochennagel (Resektionsnagel) 251.
Knochenschere nach Liston 173.
Kochsalzapparat 88.
Kochsalzflasche 89.
Kugelbrenner nach Doenitz 236.
Kugelzange 196.
Künstlicher Kehlkopf nach Gluck 200.

Lanesche Klammer 289.
Lappenmesser 278.
Löffel (scharf) 293—294.
Luersche Hohlmeißelzange 223.
Lumbalpunktionsapparat nach Krönig 169.
— — Quincke 168.

Magenspülapparat 12.
Maske nach v. Esmarch 96.
— — Julliard 100.
— für Kindernarkosen 97.
— nach Schimmelbusch 95.
— — Sudeck 98.
Mastdarmspekulum 245.
Meißel 154—155.
— nach Lexer 268.
Messer für Amputationen 277.
— (Lappenmesser) 278.
— zum Spalten der Mandelabszesse 187—188.
Metallhammer 159.
Mikulicztampon 63.
Mundsperrer nach Heister 102.
— — König-Roser 101.
Münzenfänger 215.
Muzeuxsche Zangen 133—134—197.
Myrtenblattsonde 244.

Alphabetisches Instrumentenverzeichnis. 175

Nadel zum Durchführen der Drahtsäge bei Oberkieferresektion 179.
— (gestielte) 166.
— nach Klapp für Varizenumstechung 288.
Nadelhalter nach Hagedorn 135.
— — Hegar 137.
— (Schiefmaul) 136.
— nach Stich 304.
Nadelkästchen 81—82.
Nadelkissen 140.
Nagelreiniger 2—3.
Nagelschere 1.
Narkoseapparat nach Braun 107.
Nasenspekulum 190.
Nervenzange nach Thiersch 297.
Nierenfaßzange nach Kocher 255.
Nierenstütze nach Pillet 145.

Olivenreihe (Bougierung ohne Ende nach Hacker) 212.
Olivensonde 214.
Operationssaal 78.
Operationsschwester 110.
Operationstisch nach Doenitz 80.

Penisklemme nach Stockmann 34.
Peritonealklemme nach Mikulicz 131.
Perltuch 64.
Pinzetten 118, 119, 167, 302, 303.
Plättchen für Gefäßnadeln 306 a bis 306 b.
Plattenform zum Elektrisierhandgriff 161 a.

Quetschzange nach Doyen 231.
— — Kocher 229.

Raspatorium 157.
Reflektor mit Spiegel 210.
Rekordspritze 13.
Rektoskop nach Strauß 239.
Resektionsmesser 273.
Rheostat 39.
Ringmesser nach Beckmann 185.
— — Schütz-Passow 184.
Rippenschere nach Gluck 225.
Rippensperrer nach de Quervain 222.

Säge nach Bier 275.
— — Helferich 274.
Sauerstoffapparat für den Transport 11.

Sauerstoffinhalationsapparat 9.
Saugapparat nach Klapp 146 u. 147.
Schädelspatel nach Lexer 153.
Schädelzange nach Dahlgren-Borchardt 150.
Schale für gebrauchte Instrumente 113.
Schere 125, 126, 301.
Schlauchklemme 40.
Schrank für Verbandstoffe 45.
Schraubenzieher 290.
Schrotkorn mit Faden 213.
Schutzstülpe für Katgutgläser 70.
Schwammsonde 216.
Sieb 139.
Skala nach Charrière 24.
Skalpell 138.
Sonde nach Kocher 209.
Spekulum nach Simon für Mastdarm und Scheide 246.
Spieß nach Trendelenburg 276.
Splitterpinzette nach Feilchenfeld 299.
Spornquetschzange nach Dupuytren 241.
— — Rotter 242.
Spritze zur Rückenmarksanästhesie nach Doenitz 92.
Spritzenkocher 16.
Spülhahn nach Baetzner 37.
Standglas für Wäschezangen 86.
— — Zystoskope 38.
Steinsonde (Itinerarium) 267.
— mit Hörschlauch 266.
Steinzertrümmerer nach Bigelow 264.
Sterilisierapparate 59—60.
Sterilisierkasten nach Friedrich 22.
Strumaquetschzange nach Kocher 207.

T-Stück 43.
Tasche zum Einpacken kleiner Kinder bei Gesichtsoperationen 191.
— für Instrumente 309.
— — Narkoseninstrumente 99.
Tenotome 282—283—284.
Thermokauter nach Paquelin 247.
Thermophorkasten nach Doenitz für das Instrumentarium zur Rückenmarksanästhesie 91.
Tonsillektom nach Klapp 183.
Tonsillotom nach Baginsky 182.
— —Fahnenstock-Mathieu 181.

Trachealkanüle nach Gluck 206.
— — Hahn 198.
— — König 205.
— — Luer 204.
— — Trendelenburg 199.
Transplantationsmesser nach Thiersch 295.
Trichter 5.
Trokar für Punktionen 280.
Tropfflasche nach Sudeck 106.
Tuchklemme nach Backhaus 127.
— — Doyen 132.
— — König 128.
Überdruckapparat nach Lotsch 108.
— — Tiegel 109.

Unterbindungsnadel nach Leopold zum Unterbinden des Sinus 165.
Ureterenkatheter 42.
Ureterenzystoskop 36.
Urethrotom nach Otis 33.

Varizennadel nach Klapp 288.
Venenanästhesie-Spritze 94.
Verband- und Wäschekessel 58.

Wäschezange 87.
Watteträger 220.

Zungenzange nach Collin 103.
— — König 105.
— — Mikulicz 104.

Verlag von JULIUS SPRINGER in BERLIN W 9.

Leitfaden der Krankenpflege in Frage und Antwort. Für Krankenpflegeschulen und Schwesternhäuser bearbeitet. Von Stabsarzt Dr. **J. Haring,** bislang staatl. Prüfungskommissar an der Krankenpflegeschule des Carolahauses zu Dresden. Mit einem Vorwort von Prof. Dr. med. **A. Fiedler,** Geh. Rat. Vierte Auflage. In Vorbereitung

Säuglingspflegefibel. Von Schwester **Antonie Zerwer.** Unter Mitarbeit von **Paul Kühl,** Lehrer in Charlottenburg. Mit einem Vorwort von Prof. Dr. **Leo Langstein,** Direktor des Kaiserin Auguste Victoria-Hauses. Sechste, ergänzte Auflage. Mit 39 Textabbildungen. 1922. Preis M. 24.—
20 Expl. je M. 22.80; 50 Expl. je M. 22.20; 100 Expl. je M. 21.60

Pflege und Ernährung des Säuglings. Ein Leitfaden für Pflegerinnen und Mütter. Von Dr. **M. Pescatore.** Achte Auflage. Bearbeitet von Prof. Dr. **Leo Langstein,** Direktor des Kaiserin Auguste Victoria-Hauses, Reichsanstalt zur Bekämpfung der Säuglings- und Kleinkindersterblichkeit, Berlin-Charlottenburg.
In Vorbereitung

Krankenpflege-Lehrbuch. Herausgegeben von der Medizinal-Abteilung des Ministeriums des Innern. Neunte Auflage. Mit 5 Tafeln und zahlreichen Abbildungen im Text. 1920. (Verlag von August Hirschwald, Berlin.)
Gebunden Preis M. 32.—

Lehrbuch der Irrenheilkunde für Pfleger und Pflegerinnen.
Von Dr. **Hermann Haymann.** 1922. Preis M. 36.—

Die Schwester. Illustrierte Monatsschrift für die Berufsfortbildung auf dem Gebiete der Krankenpflege. Herausgegeben von **Elsa Fleischmann-Hilliger** und Dr. med. **Paul Mollenhauer.** Vierteljährlich Preis M. 48.—

Verlag von J. F. BERGMANN in MÜNCHEN.

Leitfaden für die chirurgische Krankenpflege. Von Dr. med. **John Blumberg,** Dorpat. Mit einem Vorwort des Geh. Med.-Rates Professor Dr. **O. Hildebrand** in Berlin. Zweite, verbesserte Auflage. Mit 54 Abbildungen. 1921.
Gebunden Preis M. 27.—

Schwestern-Lehrbuch zum Gebrauch für Schwestern und Krankenpfleger. Von Privatdozent Dr. **Walter Lindemann,** ehem. Oberarzt der Universitäts-Frauenklinik, Halle a. d. S. Zweite und dritte Auflage. Mit 366 Abbildungen im Text. 1920. Gebunden Preis M. 24.—

Grundriß der Säuglingskunde. Ein Leitfaden für Schwestern, Pflegerinnen und Fürsorgerinnen. Von Professor Dr. **St. Engel,** Leiter der staatlich anerkannten Säuglingspflegeschule der Stadt Dortmund. Mit 94 Textabbildungen nebst einem **Grundriß der Säuglingsfürsorge** von Dr. **Marie Baum** in Karlsruhe. Mit 13 Textabbildungen. Neunte und zehnte, durchgesehene, zum Teil umgearbeitete Auflage. 1920. Preis M. 26.—; gebunden M. 28.80

Hierzu Teuerungszuschläge.

Verlag von JULIUS SPRINGER in BERLIN W 9.

Grundriß der Wundversorgung und Wundbehandlung,
sowie der Behandlung geschlossener Infektionsherde. Von Dr. **W. v. Gaza,** Privatdozent, Assistent an der Chirurgischen Universitätsklinik Göttingen. Mit 32 Abbildungen. 1921. Preis M. 56.—; gebunden M. 68.—

Die Nachbehandlung nach chirurgischen Eingriffen. Ein kurzer Leitfaden. Von Dr. **M. Behrend,** Chefarzt des Kreiskrankenhauses in Frauendorf bei Stettin. Mit 4 Textabbildungen. 1914. Preis M. 2.80

Der Verband.
Lehrbuch der chirurgischen und orthopädischen Verbandbehandlung. Von Prof. Dr. med. **Fritz Härtel,** Oberarzt der Chirurgischen Universitätsklinik Halle und Privatdozent Dr. med. **Friedrich Loeffler,** leitender Arzt der orthopädischen Abteilung der Chirurgischen Universitätsklinik Halle. Mit 300 Textabbildungen. 1922. Preis M. 210.—, gebunden M. 300.—

Grundriß der gesamten Chirurgie.
Ein Taschenbuch für Studierende und Ärzte. Allgemeine Chirurgie. Spezielle Chirurgie. Frakturen und Luxationen. Operationskurs. Verbandlehre. Von Prof. Dr. **Erich Sonntag,** Oberarzt an der Chirurgischen Universitätsklinik zu Leipzig. Zweite, vermehrte und verbesserte Auflage. Erscheint Ende Herbst 1922

Treves-Keith, Chirurgische Anatomie.
Nach der sechsten, englischen Ausgabe übersetzt von Dr. **A. Mülberger.** Mit einem Vorwort von Geh. Med.-Rat Prof. Dr. **E. Payr,** Direktor der Chirurgischen Universitätsklinik zu Leipzig, und mit 152 Textabbildungen von Dr. **O. Kleinschmidt** und **C. Hörhammer,** Assistenten an der Chirurgischen Universitätsklinik zu Leipzig. 1914.
Gebunden Preis M. 12.—

Die Knochenbrüche und ihre Behandlung.
Ein Lehrbuch für Studierende und Ärzte. Von Dr. med. **Hermann Matti,** a. o. Professor für Chirurgie an der Universität und Chirurg am Jenner-Spital in Bern.

Erster Band: **Die allgemeine Lehre von den Knochenbrüchen und ihrer Behandlung.** Mit 420 Textabbildungen. 1918. Preis M. 25.—; gebunden M. 29.60

Zweiter Band: **Die spezielle Lehre von den Knochenbrüchen und ihrer Behandlung** einschließlich der komplizierenden Verletzungen des Gehirns und Rückenmarks. Mit 1050 Abbildungen im Text und auf 4 Tafeln. 1922.
Preis etwa M. 1600.—; gebunden etwa M. 1700.—

Anatomie des Menschen.
Ein Lehrbuch für Studierende und Ärzte. Von Professor Dr. **Hermann Braus,** Direktor des Anatomischen Instituts der Universität Würzburg. In drei Bänden.

Erster Band: **Bewegungsapparat.** Mit 400 zum großen Teil farbigen Abbildungen 1921. Gebunden Preis M. 96.—

Zweiter Band: **Eingeweide.** Mit etwa 300 zum Teil farbigen Textabbildungen.
Erscheint Ende 1922
Der dritte Band erscheint Anfang 1923

Hierzu Teuerungszuschläge.

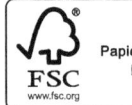

If you have any concerns about our products,
you can contact us on
ProductSafety@springernature.com

In case Publisher is established outside the EU,
the EU authorized representative is:
**Springer Nature Customer Service Center GmbH
Europaplatz 3, 69115 Heidelberg, Germany**

Printed by Libri Plureos GmbH
in Hamburg, Germany